PRATIKSHA TRIPATHI
KOMAL PURI
ASHISH KUMAR

ÉVALUATION CRITIQUE DU TRAITEMENT DE LA RÉCESSION PAR GREFFE DE TISSU CONJONCTIF

PRATIKSHA TRIPATHI
KOMAL PURI
ASHISH KUMAR

ÉVALUATION CRITIQUE DU TRAITEMENT DE LA RÉCESSION PAR GREFFE DE TISSU CONJONCTIF

ScienciaScripts

INTRODUCTION

La parodontite est définie comme une maladie inflammatoire des tissus de soutien des dents causée par des micro-organismes spécifiques ou un groupe de micro-organismes spécifiques, entraînant une destruction progressive du ligament parodontal et de l'os alvéolaire avec formation de poches parodontales, récession gingivale ou les deux.[1] La récession gingivale est caractérisée par l'exposition de la surface de la racine de la dent en raison de la migration apicale du tissu de la marge gingivale par rapport à la jonction cémento-émail.[2]

Les diverses causes de la récession des tissus mous comprennent le traumatisme dû à un brossage agressif des dents,[3] une malposition,[4] un mouvement orthodontique,[5] une maladie parodontale causée par la plaque et le tartre, un traumatisme occlusal, un frénum aberrant,[6] le vieillissement, le manque d'os alvéolaire,[7] et une lésion de la dent cervicale non cariée. Outre le piercing de la langue et de la lèvre, les dommages iatrogènes résultant d'un détartrage ou d'un traitement dentaire et les habitudes factices, comme l'utilisation inappropriée de cure-dents ou le grattage de la gencive avec les ongles des doigts ou d'autres dispositifs, peuvent provoquer un traumatisme entraînant la récession du tissu gingival mou.[8] Les conséquences de l'exposition des surfaces radiculaires peuvent être une sensibilité, une susceptibilité accrue aux caries et un aspect inesthétique. Même en l'absence d'hypersensibilité dentaire, le contour irrégulier de la marge gingivale peut rendre difficile le maintien du contrôle de la plaque.[9] Les récessions et les fentes gingivales provoquent des problèmes tissulaires locaux qui sont associés à une gencive kératinisée minimale ou insuffisante. La rétraction de la marge gingivale est souvent associée à un fornix vestibulaire peu profond, ce qui peut rendre difficile la réalisation de procédures d'hygiène buccale adéquates, entraînant une accumulation de plaque et une inflammation. [10,11]

Pour répondre à la demande esthétique croissante des patients et pour corriger les défauts des tissus mous autour des dents, diverses techniques de chirurgie plastique parodontale ont été conçues pour recouvrir les surfaces radiculaires dénudées.[12] Une chirurgie mucogingivale soigneusement conçue peut reconstruire un attachement gingival sain puisque la différenciation de l'épithélium gingival kératinisé est déterminée par les stimuli inductifs du tissu conjonctif sous-jacent.[13,14]

Le terme de **chirurgie mucogingivale** a été introduit par **Friedman**[15] pour décrire les procédures chirurgicales visant à corriger les relations entre la gencive et la muqueuse alvéolaire en se référant à trois problèmes spécifiques : (i) gencive attachée, (ii) vestibule peu profond et (iii) attachement aberrant du frein. **Dans le rapport de consensus de l'atelier mondial de 1989, le** terme "**chirurgie plastique parodontale**" a été suggéré pour remplacer le terme "chirurgie mucogingivale". La raison en était que la chirurgie plastique parodontale est un terme plus englobant et qu'elle décrit précisément les techniques chirurgicales actuellement utilisées. La chirurgie plastique parodontale a été définie comme une procédure chirurgicale réalisée pour corriger ou éliminer les déformations anatomiques, développementales ou traumatiques de la gencive et de la muqueuse alvéolaire. La chirurgie mucogingivale a ensuite été définie comme une procédure chirurgicale réalisée pour prévenir ou corriger les défauts anatomiques, développementaux, traumatiques ou induits par la plaque dentaire de la gencive, de la muqueuse alvéolaire ou de l'os. **Le rapport de consensus sur la thérapie mucogingivale de l'atelier mondial de parodontie de 1996** définit la thérapie mucogingivale comme "la correction non chirurgicale et chirurgicale des défauts de morphologie, de position et/ou de quantité des tissus mous et de l'os sous-jacent", élargissant ainsi le champ d'application aux modalités non chirurgicales et à la gestion des tissus mous et de l'os.[16]

L'augmentation gingivale est l'une des thérapies chirurgicales mucogingivales les plus couramment utilisées. Au fil des ans, différentes techniques chirurgicales ont été introduites pour le traitement des défauts de récession gingivale, chacune ayant ses propres indications, contre-indications, avantages et inconvénients. Il s'agit notamment des lambeaux rotatifs, du lambeau coronaire avancé (CAF), du lambeau semilunaire, de la greffe gingivale épithélialisée libre, de la greffe de tissu conjonctif sous-épithélial (SECTG) et de la régénération tissulaire guidée (GTR)[17,18] . D'autres approches comprennent l'utilisation d'agents de modification de la surface des racines, de protéines de la matrice de l'émail, de facteurs de croissance et de concentrés de plaquettes comme traitement additif pour les racines exposées.[19]

Parmi une multitude de techniques chirurgicales et de matériaux de greffe rapportés dans la littérature, la greffe de tissu conjonctif sous-épithéliale (SECTG) plus le lambeau coronaire avancé (CAF) sont considérés comme la référence dans le traitement de la récession gingivale.[20,21] L'avènement de la greffe de tissu conjonctif a été fait par

Edel[22] **(1974)** qui a d'abord décrit la technique de la trappe dans laquelle le greffon était prélevé sur le palais pour augmenter la largeur de la gencive attachée. En **1982, Langer et Calagna**[23] , puis **en 1985, Langer et Langer**[24] ont introduit la SECTG avec une conception rectangulaire pour améliorer la prévisibilité de la couverture radiculaire pour les dents présentant une récession gingivale. En raison de l'esthétique supérieure et des résultats constants obtenus, le SECTG a été clairement reconnu comme un moyen très efficace de couvrir les défauts de récession. Depuis lors, diverses techniques de prélèvement du greffon à partir de différents sites intra-buccaux et des techniques chirurgicales du site receveur pour couvrir le défaut ont été proposées et modifiées, chacune étant subtilement différente d'une autre en termes d'incisions, de conception du lambeau et de technique, mais avec le même objectif de maximiser la couverture radiculaire, d'obtenir de bons résultats esthétiques et également de rendre la procédure moins invasive avec une guérison accélérée. [22,23,24,25,26]

La nature unique du SECTG en fait une procédure polyvalente et a de multiples applications, allant de l'augmentation extensive de la crête des tissus mous à des procédures aussi petites que la reconstruction de la papille. Elle présente des avantages majeurs : elle est peu coûteuse, polyvalente et facilement disponible, elle donne de bons résultats, elle est moins invasive que d'autres techniques de prélèvement autogène et sa période de cicatrisation est plus courte.[27-29] Elle a un double apport sanguin, permet une meilleure correspondance des couleurs avec la topographie de la surface et une meilleure intégration esthétique. Son efficacité clinique est liée au modèle de cicatrisation spécifique de la procédure avec moins de cicatrices. La stabilité accrue de la plaie associée à la vascularisation du greffon provient à la fois du plexus parodontal et du lambeau sus-jacent, ce qui conduit à une irrigation sanguine complète du greffon après deux semaines.[30]

La survie et le succès de la greffe dépendent fortement du maintien d'un apport sanguin adéquat. La préparation du site receveur doit maximiser l'apport sanguin pour prévenir la nécrose du greffon, tout en minimisant la mobilité pour éviter la déchirure des délicats vaisseaux sanguins qui envahissent le greffon pendant la cicatrisation. Dans le but de minimiser le traumatisme chirurgical au niveau du site receveur, d'améliorer l'apport sanguin au greffon, de préserver la viabilité du greffon sur les surfaces radiculaires dénudées et d'obtenir de meilleurs résultats esthétiques, diverses techniques du site receveur ont été proposées par différents auteurs, comme la technique de l'enveloppe,[31] CAF sans incisions de libération verticales,[32] technique de la poche et du tunnel,[33] accès au tunnel sous-périosté par incision vestibulaire (VISTA),[34] technique chirurgicale du sténopé et bien d'autres encore.[35]

Les sites donneurs intrabuccaux sélectionnés pour le prélèvement de SECTG doivent offrir des tissus adéquats. Les SECTG sont le plus souvent prélevés sur la muqueuse palatine, [22,23,24,25,26] mais d'autres zones, telles que la tubérosité maxillaire, un site édenté ou la surface inférieure d'un lambeau mucopériosté peuvent également être utilisées.[36,37] Bien que le SECTG ait des utilisations et des avantages variés, il présente certaines limites telles qu'une chirurgie de prélèvement secondaire pour l'obtention du tissu du donneur, une morbidité accrue pouvant être associée à la chirurgie du donneur, la disponibilité d'une quantité limitée de tissu du donneur, un nombre limité de sites défectueux pouvant être traités par visite du patient. Le SECTG peut également présenter certaines complications au niveau du site du donneur, notamment une nécrose du greffon et du site palatin, une douleur et une hémorragie excessive, un inconfort prolongé, des risques accrus d'infection au niveau du site du donneur, une perte de sensation dans le palais.[38]

Afin de minimiser ces limitations et complications, diverses modifications ont été proposées par les chercheurs pour l'obtention du SECTG de **Langer et Langer**[22] technique pionnière impliquant des incisions verticales à des techniques d'incision unique minimalement invasives,[25,26,39,40] rendant la procédure moins traumatisante pour le patient.

Chaque procédure SECTG a ses mérites et ses démérites, et la technique choisie dépend de divers paramètres, tels que l'objectif de la procédure, la morbidité attendue, les limitations anatomiques existantes et l'expertise du chirurgien.

Puisque le SECTG a une approche précieuse de la chirurgie plastique parodontale par rapport à d'autres techniques chirurgicales, ce mémoire de bibliothèque passe en revue l'utilisation et l'état actuel du SECTG dans le traitement de la récession gingivale en soulignant les différentes techniques de prélèvement de la greffe à partir de différents sites intra-buccaux et également les différentes techniques chirurgicales développées jusqu'à présent pour la préparation du site receveur.

REVUE GÉNÉRALE

Les maladies parodontales conduisent à la destruction des structures qui soutiennent la dentition et sont considérées comme des maladies infectieuses chroniques courantes de la cavité buccale. Dans les maladies parodontales, il y a une interaction entre l'infection bactérienne et les réponses immunitaires de l'hôte qui conduit à la dégradation de la matrice, à la résorption osseuse et à la croissance de l'épithélium, ce qui entraîne la formation de poches parodontales, la récession gingivale ou une combinaison des deux.[41]

La récession gingivale est définie comme le déplacement de la marge des tissus mous gingivaux apicale à la jonction cémento-émail (JCE) qui entraîne l'exposition de la surface de la racine. [2]

Le terme "récession des tissus marginaux" est considéré comme plus précis que celui de "récession gingivale", car ce dernier désigne plus spécifiquement l'atteinte de la marge des tissus mous gingivaux, alors que la "récession des tissus marginaux" concerne les tissus marginaux qui peuvent également comprendre la muqueuse alvéolaire en plus de la marge des tissus mous gingivaux. Par conséquent, selon l'**American Academy of Periodontology (AAP)** en 1996, la récession gingivale est définie comme "le déplacement des tissus marginaux apicaux à la jonction cémento-émail". [16]

L'impact clinique et la prévalence de la lésion de la surface radiculaire, de l'hypersensibilité et de la préoccupation esthétique du patient associés à la récession gingivale indiquent la nécessité de modifier la classification de 1999 sur les déformations et les conditions mucogingivales. Selon l'**AAP** et la **Fédération européenne de parodontologie (EFP)** en 2017,[42] la récession gingivale ou des tissus mous est classée dans la même catégorie que les déformations et les affections mucogingivales autour des dents, mais classée en fonction du niveau d'attache clinique interdentaire, ce qui a été proposé par **Cairo et al.**[43] La récession gingivale est définie comme le déplacement apical de la marge gingivale par rapport à la jonction cémento-émail (JCE). Elle est associée à la perte d'attache et à l'exposition de la surface de la racine à l'environnement oral.[44]

Bien que l'étiologie de la récession gingivale reste peu claire, plusieurs facteurs prédisposants ont été suggérés, tels que le biotype parodontal, la gravité de la récession, la dimension de la gencive résiduelle, la présence/absence de caries et de lésions cervicales non carieuses, le souci esthétique du patient et la présence d'une hypersensibilité dentinaire.[42]

LA PRÉVALENCE DE LA RÉCESSION GINGIVALE

Sarfati et al[45] en **2010,** dans leurs enquêtes épidémiologiques et leurs études longitudinales, ont signalé que la récession gingivale est très répandue dans les populations adultes. **Kitchin**[46] en **1941** a été le premier à étudier la prévalence et l'étendue de l'exposition des racines dentaires et a constaté une exposition cervicale de 15,5 % de toutes les dents de la classe d'âge 20-29 ans à 57,7 % des dents de la classe d'âge 50-59 ans. De même, **Gorman**[47] **en 1967** a déterminé la prévalence et l'incidence de la récession gingivale dans quatre groupes d'âge allant de : 16-25 ans, 26-35 ans, 36-45 ans et 46-86 ans. Dans les trois groupes les plus jeunes, la récession a été observée plus fréquemment sur les surfaces des dents cuspidées et bicuspidées du maxillaire, tandis que dans le groupe le plus âgé, la récession a été trouvée plus fréquemment sur la même surface dentaire, mais avec une fréquence à peu près égale dans le maxillaire et la mandibule. L'occurrence de la récession variait de 54,5 % de tous les sujets dans les groupes d'âge 16-26 ans à 100 % des sujets dans les groupes d'âge 46-86 ans.

La fréquence de la relation entre l'augmentation de l'âge et la récession gingivale selon **Hugoson** et **Norderyd**[48] était de 0 % chez les sujets de 20 ans à 22,2 % chez les sujets de 80 ans. On a également constaté que la prévalence de la récession de 1 mm ou plus chez les personnes de 30 ans et plus était de 58 % et qu'elle était associée à l'augmentation de l'âge. Les hommes avaient une récession gingivale significativement plus importante que les femmes, et les Afro-Américains avaient une récession gingivale significativement plus importante que les membres d'autres groupes ethniques. Il a été démontré que la prévalence de la récession gingivale augmente avec l'âge et qu'elle peut se produire chez les patients ayant une bonne hygiène buccale comme chez ceux ayant une mauvaise hygiène buccale et une maladie parodontale.

Une prévalence élevée de la récession gingivale a été rapportée en Amérique (63%-89%), en Europe (25%-84%) et en Australie (71%) mais une prévalence plus faible a été trouvée en Afrique (28%) et en Asie (15%). Cependant, l'étendue de l'exposition de la surface des racines était plus élevée en Afrique (18%-51%) et en Amérique (38%-44%) qu'en Europe (5%-17%), en Australie (4,6%) et en Asie (2%).[49-57]

Loe et al[58] ont remarqué une récession faciale (avec une bonne hygiène buccale) et une récession interproximale (principalement avec une parodontite) en examinant la prévalence de la récession sur 20 ans chez des universitaires norvégiens et des travailleurs du thé sri-lankais. Les Norvégiens présentaient des scores d'hygiène bucco-dentaire plus élevés et

La récession s'est avérée être ≥ 60% au niveau du visage pour l'âge de 20 ans, 70% pour l'âge de 30 ans, et ≥90% principalement au niveau du visage pour les personnes de 50 ans. Les Sri Lankais présentaient des scores d'hygiène bucco-dentaire plus faibles et la récession était trouvée ≥30% pour les moins de 20 ans ; 90% faciale, linguale et interproximale pour les 30 ans ; 100% pour les 40 ans ; et à 50 ans, tous avaient une récession faciale (70%), linguale (50%) et interproximale (40%).

Les études NHANHES et SHIP ont montré que la récession gingivale constitue une part importante de la perte d'attache clinique après 30 ans dans la majorité de la population.

ÉTIOLOGIE DE LA RÉCESSION GINGIVALE

Selon **Baker et Seymour (1976)**[59] la récession gingivale est le résultat du déplacement apical de l'attache épithéliale dû au résultat du processus de vieillissement. **Boyle P (1950)**[60] a indiqué que l'atrophie parodontale due à un brossage incorrect des dents, le vieillissement physiologique et l'inflammation sont les causes du développement de la récession gingivale. Selon la théorie de l'éruption passive donnée par **Gottlieb** et **Orban (1933)**[61] en relation avec la récession gingivale, l'attachement épithélial prolifère dans une direction apicale tout au long de la vie d'un individu, ce qui entraîne une atrophie du bord gingival et provoque ainsi la récession. **(Figure1)**[94] .

Miller SC (1950)[62] avait observé qu'en plus des traumatismes occlusaux et d'un brossage incorrect des dents, des facteurs psychosomatiques comme la dépression jouaient également un rôle dans le processus de récession. **Wheeler RC (1958)**[63] a remarqué que les couronnes à face plate avec peu ou pas de courbure étaient présentes dans les cas de récession précoce.

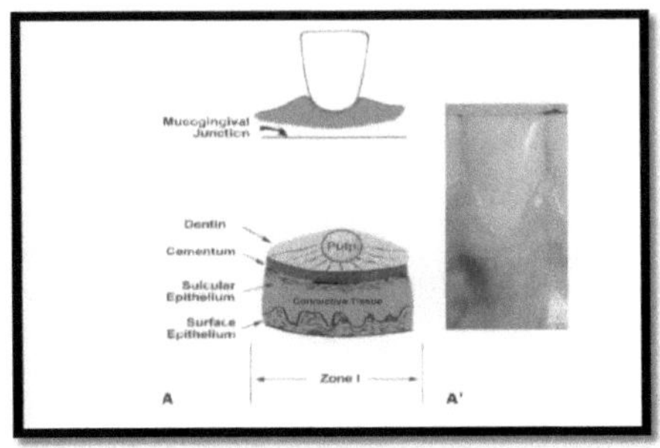

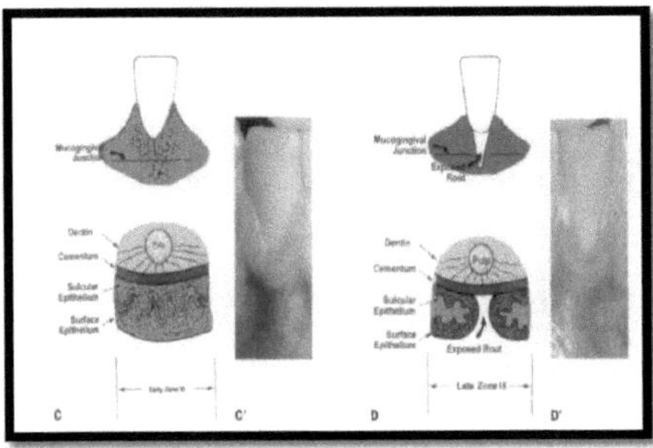

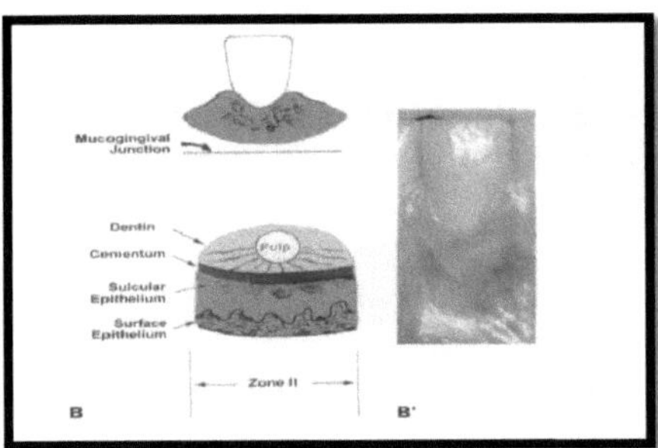

Figure 1 : Étiologie de la récession gingivale

Zone I : A, A', Apparition de tissus non affectés, Zone II : B,B', Hyperplasie des chevilles rete, Zone III : Séparation des composantes mésiales et distales de la marge gingivale reculée C, C', (Zone III précoce), D, D', (Zone III tardive)

Source : Cohen ES. La reconstruction gingivale cosmétique. Dans : Lea, Febiger, éditeurs. Atlas of cosmetic and reconstructive periodontal surgery, 3rd edn. Hamilton. BC Decker ; 2007.p.275-326.[94]

Selon **Lindhe J (2008)**[64] , il peut exister au moins trois types différents de récessions des tissus marginaux :

1) **Récessions associées à des facteurs mécaniques, principalement des traumatismes liés au brossage des dents. (Figure 2)**[64] **:** Les techniques de brossage de dents inadaptées qui entraînent une récession sont généralement observées sur des sites où la gencive cliniquement saine présente un défaut en forme de coin et dont la surface est propre, lisse et polie.[64]

2) **Récessions associées à des lésions inflammatoires localisées induites par les plaques. (Figure 3)**[64] **:** Les dents qui se trouvent en position proéminente présentent des récessions dans lesquelles l'os alvéolaire est mince ou absent, comme en présence d'une déhiscence osseuse, et où l'on trouve en plus un tissu gingival mince et délicat. En réponse à la plaque sous-gingivale, on observe le développement d'une lésion inflammatoire qui occupe le tissu conjonctif adjacent à l'épithélium dentogingival. Selon **Waerhaug (1952)**, il est rare que la distance entre la périphérie de la plaque microbienne latérale et l'étendue apicale de l'infiltrat de cellules inflammatoires dépasse 1 à 2 mm. Par conséquent, si le volume de la gencive libre est plus important, l'infiltrat n'occupera qu'une petite partie du tissu conjonctif alors qu'à l'inverse, la gencive fine et délicate aura presque tout le tissu conjonctif impliqué. La prolifération des cellules épithéliales de l'épithélium buccal et dentogingival dans le tissu conjonctif fin et dégradé entraîne un affaissement de la surface épithéliale qui se manifeste cliniquement par une récession du tissu marginal.[64]

3) **Récessions associées à des formes généralisées de maladie parodontale destructrice (Figure 4)**[64] **:** Les sites proximaux présentant une perte de support parodontal provoquent un remodelage compensatoire du support au niveau des surfaces buccales/linguales des dents conduisant à un déplacement apical sur la marge des tissus mous.[64]

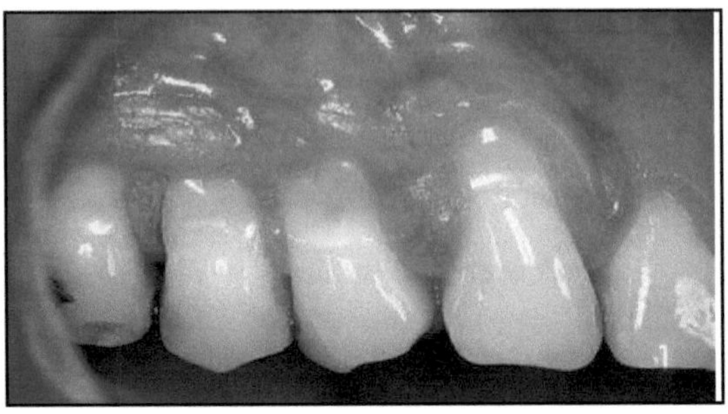

Figure 2 : Récessions associées au traumatisme du brossage des dents.

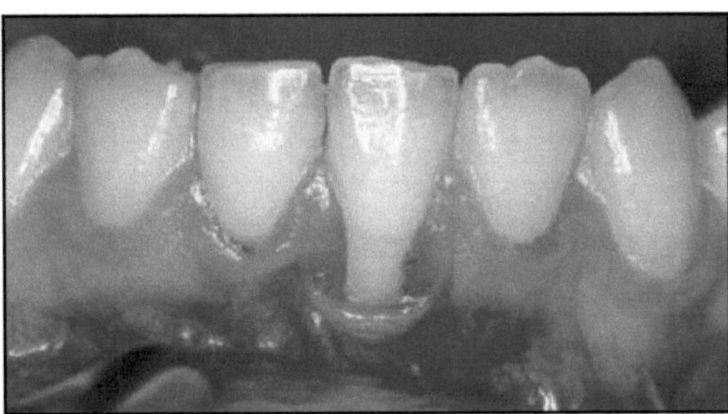

Figure 3 : Récession associée à une lésion inflammatoire localisée induite par une plaque.

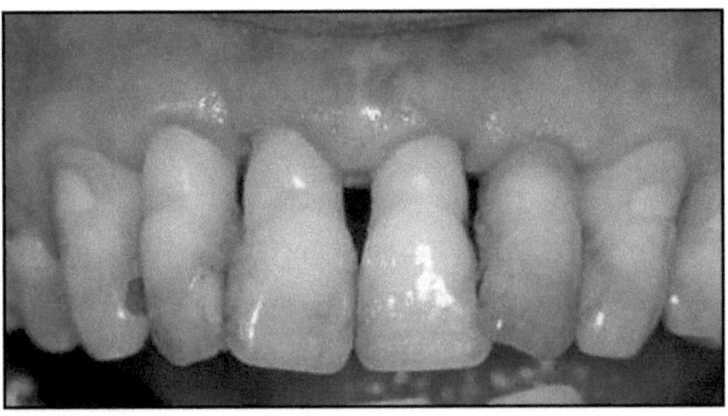

Figure 4 : Récessions associées à des formes généralisées de maladie parodontale destructrice

Source : Wennström JL, Zucchelli G, Pini Prato GP. Mucogingival therapy - Periodontal PlasticSurgery In : Lindhe J, Karring T, Lang NP (eds). Clinical Periodontology and Implant Dentistry, 5th ed. Oxford, Blackwell Publishing Company ; 2004. p. 955-1011.[64]

Selon **Patel M, Nixon PJ** et **Chan MFWY (2011)**[65]

A) Facteurs mécaniques et physiques : Il s'agit de facteurs étiologiques qui provoquent une migration apicale directe des tissus gingivaux.

1) **Le brossage vigoureux des dents** ou le brossage à l'aide d'une brosse à dents à poils durs sont des causes courantes de récession assez régulièrement observées chez les patients ayant une bonne hygiène buccale. Elle se présente généralement sous la forme de zones localisées de récession affectant principalement les surfaces buccales d'une seule dent ou d'un groupe de dents et caractérisée par des défauts en forme de coin montrant une récession interproximale minimale. Chez la plupart des gens, la zone de récession se trouve plus souvent du côté gauche de la bouche. Cela peut s'expliquer par le fait que la plupart des gens sont droitiers et se brossent d'abord le côté gauche de la bouche, lorsqu'ils sont le plus efficaces. Les tissus gingivaux semblent généralement sains dans la zone de récession et la surface radiculaire exposée est lisse, propre et polie. Des cavités d'abrasion buccale peuvent également être observées dans la zone de récession.[64]

2) **Une relation incisale traumatisante** peut provoquer un décollement des tissus gingivaux. **Akerly**[66] a décrit quatre relations incisives et leur effet sur les tissus mous et durs, qui ont été classés dans les catégories suivantes :

Classe I : Les incisives mandibulaires empiètent sur la muqueuse palatine.

Classe II : les incisives mandibulaires empiètent sur le bord gingival palatin des incisives maxillaires. Fréquent dans les relations de classe II Div 1.

Classe III : les incisives mandibulaires empiètent sur la marge gingivale palatine des dents maxillaires et les incisives maxillaires empiètent sur la marge gingivale labiale des incisives mandibulaires. Fréquente dans la relation incisale de classe II Div 2.

Classe IV : associée aux facettes d'usure se développant sur la surface palatine des incisives maxillaires ou les surfaces labiales des dents mandibulaires.

Akerly[66] Classe II et III met l'accent sur le fait qu'une relation incisive traumatique de classe II Div 1 ou de classe II Div 2 pourrait entraîner une récession localisée des dents antérieures maxillaires en palatin et/ou des dents antérieures mandibulaires en labial.

3) **Les traumatismes dus à des corps étrangers** tels que les piercings de la lèvre inférieure peuvent également entraîner une récession. De la même manière, les prothèses partielles supportées par les tissus qui sont mal conçues peuvent également entraîner un décapage gingival laissant un défaut de récession.[65]

4) **Les dents qui sont proéminentes** et non alignées sur l'arcade peuvent également être associées à une déhiscence alvéolaire entraînant une récession, surtout si le biotype gingival est mince **(Figure 5)**[65] et qu'il recouvre la déhiscence.[65]

5) **Des attaches frénales aberrantes** ont été suggérées comme une cause de récession en raison de la présence d'une traction apicale sur les tissus gingivaux, mais les preuves de cette hypothèse sont insuffisantes. Des attaches frénales élevées, proches de la marge gingivale, peuvent rendre l'hygiène buccale difficile, provoquant ainsi un problème parodontal localisé et une récession gingivale ultérieure. **(Figure 6)**[65]

6) **La récession peut souvent se produire à la suite de tout dommage iatrogène** causé par les restaurations ou le traitement parodontal que le patient peut subir. Les traitements de restauration qui impliquent la mise en place de restaurations sous-gingivales peuvent avoir un impact direct sur la largeur biologique. Pour rétablir la largeur biologique, une certaine perte osseuse est nécessaire et un déplacement des tissus gingivaux se produit au niveau apical.[65]

7) **Un traitement réussi de la maladie parodontale et de la gingivite** peut également entraîner un déplacement apical de la marge gingivale. Dans quelques cas où les poches parodontales sont peu profondes, le surfaçage radiculaire répété peut également entraîner une résorption de l'os crestal et une récession gingivale.[65]

B) Récession gingivale causée par un processus inflammatoire :

Il existe de nombreux facteurs prédisposants qui peuvent entraîner une récession due à une inflammation des tissus gingivaux. Il s'agit notamment de :

1) **Biotype gingival : La** hauteur du tissu kératinisé n'est pas un facteur critique dans la prédiction de la récession ; cependant, il existe suffisamment de preuves qui montrent que l'épaisseur du tissu kératinisé est un facteur pronostique important. La plaque sous-gingivale entraîne la présence d'une inflammation autour de la marge gingivale. Ce site d'inflammation s'étend rarement à plus de 1 à 2 mm apicalement et latéralement, par conséquent, lorsque le tissu gingival libre est épais, seule une zone minimale de tissu conjonctif est affectée. Cependant, lorsque le tissu gingival libre est fin et délicat ou dans les zones de déhiscence alvéolaire, l'ensemble du tissu conjonctif peut être affecté, entraînant une récession. La **figure 5**[65] montre un exemple de biotype gingival fin et la **figure 7**[65] montre un exemple de biotype gingival épais.[65]

2) **La maladie parodontale** est une cause fréquente de récession qui se traduit par la perte de l'os de soutien autour d'une dent. La plupart du temps, une dent affectée par une maladie parodontale perd le support osseux autour de la dent par le biais d'une réaction inflammatoire qui entraîne une migration apicale de la marge des tissus mous. Ces patients sont susceptibles de présenter des signes généralisés de récession sur toutes les zones des dents (interproximale, buccale et linguale/palatine), bien qu'il y ait des exceptions.[65]

3) **Restaurations et prothèses défectueuses : des** marges mal ajustées, des angles d'émergence de couronne inadéquats, des surfaces de restauration rugueuses et des restaurations en surplomb peuvent entraîner un piège à plaque. Cela peut provoquer une inflammation gingivale lorsque le patient n'est pas méticuleux dans son hygiène bucco-dentaire et entraîner ensuite une récession gingivale.[65]

4) **Le mouvement orthodontique des dents** en tant que tel ne provoque pas de récession ; cependant, le mouvement orthodontique des dents en dehors de l'enveloppe de l'os alvéolaire entraîne une perte d'os buccal qui conduit à une déhiscence alvéolaire et à une diminution de l'épaisseur du tissu gingival en raison de l'étirement des fibres du tissu gingival. La diminution de l'épaisseur du tissu gingival est similaire à un biotype gingival fin qui, comme nous l'avons vu plus haut, est plus enclin à la récession en raison d'une inflammation induite par la plaque dentaire ou même d'un traumatisme lié au brossage des dents. Si une dent est déplacée en direction linguale ou palatine dans les limites de l'enveloppe

du processus alvéolaire, il y a moins de risques de développer des défauts de récession car il n'y a pas de pression ni d'étirement du tissu gingival labial et celui-ci conserve donc sa fonction protectrice contre l'inflammation induite par la plaque dentaire.[65]

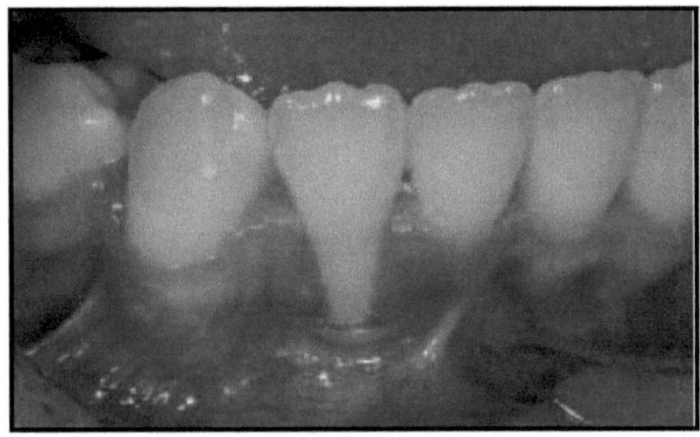

Figure 5 : Biotype gingival mince et récession associée à une déhiscence osseuse.

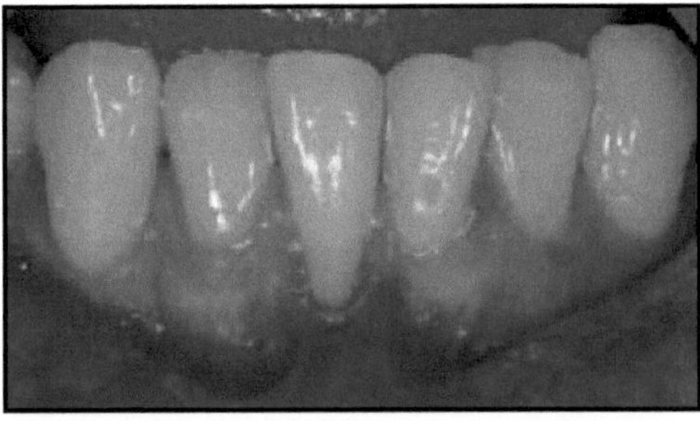

Figure 6 : Récession localisée associée à une attache frénique élevée

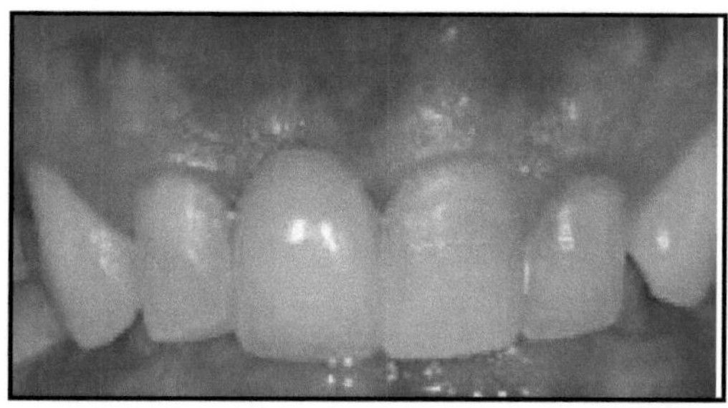

Figure 7 : Biotype gingival épais qui est le moins sujet à la récession.

Source : Patel M, Nixon PJ, Chan MF Récession gingivale : Part 1. Étiologie et gestion non chirurgicale. Br Dent J 2011;211:251-4.[65]

Selon la nouvelle classification des maladies parodontales de l'**atelier mondial 2017**, l'étiologie des récessions gingivales reste peu claire mais plusieurs facteurs prédisposants ont été suggérés.[42]

1) **Biotype parodontal et gencive attachée** : Un biotype parodontal mince, l'absence de gencive attachée et une épaisseur réduite de l'os alvéolaire en raison d'une position anormale de la dent sur l'arcade sont considérés comme des facteurs de risque pour le développement de la récession gingivale.[67,2,68] Le consensus actuel, basé sur des séries et des rapports de cas (faible niveau de preuve), est qu'environ 2 mm de KT et environ 1 mm de gencive attachée sont souhaitables autour des dents pour maintenir la santé parodontale, même si une quantité minimale de tissu kératinisé n'est pas nécessaire pour prévenir la perte d'attache lorsque le contrôle de la plaque est optimal.[67]

2) **Une méthode de brossage des dents "inappropriée"** a été proposée comme le facteur mécanique le plus important contribuant au développement des récessions gingivales.[2,50,69-71] Plusieurs études ont rapporté des facteurs de risque potentiels comme la durée du brossage des dents, la force de brossage, la fréquence de changement de brosse à dents, la dureté de la brosse (poils) et la technique de brossage des dents.

3) **L'impact des marges restauratrices cervicales** associées à une gencive minimale ou inexistante est plus enclin à la récession et à l'inflammation gingivales. Les auteurs ont conclu que l'augmentation gingivale est indiquée pour les sites avec une gencive minimale ou inexistante qui reçoivent des marges restauratrices intra-créviennes. Cependant, ces conclusions sont basées principalement sur des observations cliniques (faible niveau de preuve).[67]

4) **L'impact de l'orthodontie** : Il existe une possibilité d'initiation ou de progression de la récession gingivale pendant ou après un traitement orthodontique en fonction de la direction du mouvement orthodontique.[72,73] Une revue systématique récente a conclu que la direction du mouvement dentaire et l'épaisseur bucco linguale de la gencive peuvent jouer un rôle important dans l'altération des tissus mous pendant un traitement orthodontique. La probabilité de récession pendant le déplacement des dents est plus élevée dans les zones où l'épaisseur de la gencive est inférieure à 2 mm. Une augmentation gingivale peut

être indiquée avant le début du traitement orthodontique dans les zones présentant une épaisseur de gencive <2 mm. [67]

5) Autres conditions : Inflammation gingivale persistante (par exemple, saignement au sondage, gonflement, œdème, rougeur et/ou sensibilité) en dépit d'interventions thérapeutiques appropriées et association de l'inflammation avec une faible profondeur vestibulaire limitant l'accès pour une hygiène buccale efficace, une position du frénum compromettant une hygiène buccale efficace et/ou des déformations tissulaires (par exemple, fentes ou fissures). [42]

LES CLASSIFICATIONS DE LA RÉCESSION GINGIVALE :

Les classifications suivantes ont été proposées pour classer la récession gingivale :

1. **SULLIVAN HC ET ATKINS JH (1968)[74]**

2. **MLINEK A, SMULKER H ET BUCKNER A (1973)[75]**

3. **CLASSIFICATION DE LIU ET SOLT (1980)[76]**

4. **CLASSIFICATION DE LA BENGUE (1983)[77]**

5. **SYSTÈME DE CLASSIFICATION DE MILLER (1985)[78]**

6. **INDICE DE SMITH POUR LA RÉCESSION GINGIVALE (1997)[79]**

7. **SYSTÈME DE CLASSIFICATION DE NORLAND ET TARNOW (1998)[80]**

8. **CLASSIFICATION DE MAHAJAN (2010)[81]**

9. **CLASSIFICATION CAIRO F, NIERI M, CINCINELLI S ET AL (2011)[43]**

10. **CLASSIFICATION ROTUNDO R, MORI M, BONACINNI DE ET AL (2011)[82]**

11. **REDDY S, KAUL S, CLASSIFICATION MGSP (2012)[83]**

12. **CLASSIFICATION DE KUMAR ET MASAMATTI (2013)[84]**

13. **BHUSARI P, AGRAWAL N, UPADHYAY S ET AL (2014)[85]**

14. CLASSIFICATION DE THAKUR (2015)[86]

1. SULLIVAN HC ET ATKINS JH (1968)[74]

La base de la classification était la profondeur et la largeur du défaut (**Figure 8**).[74] Les quatre catégories étaient les suivantes :

- Etroit et peu profond

- Faible largeur

- Étroitesse profonde

- Deep Wide

2. MLINEK A, SMULKER H ET BUCKNER A (1973)[75]

- Etroit et peu profond : Récession <3 mm

- Profondément étroit : Récession > 3 mm

Cette modification a permis de réduire la variation subjective, mais elle ne précise pas le point de repère pour la mesure horizontale, car il peut y avoir des mesures variables à des distances variables **(figure 9)**.[75]

3. CLASSIFICATION DE LIU ET SOLT (1980)[76]

Basé sur la récession des tissus marginaux **(Figure 10)**[76]

- Visuel : Mesuré de la CEJ à la marge des tissus mous

- **Caché :** Perte d'attache à l'intérieur de la poche qui est apicale à la marge tissulaire.

Cette classification n'étant pas informative, elle ne classe pas la récession visible, l'accent étant mis davantage sur la perte d'attache que sur la récession visible.

4. CLASSIFICATION DE LA BENGUE (1983)[77]

Classement des récessions en fonction du pronostic de couverture : **(Figure 11)**[77]

- **Type U** - mauvais pronostic

- **Type V** - bon pronostic

- **Type I** - bon pronostic

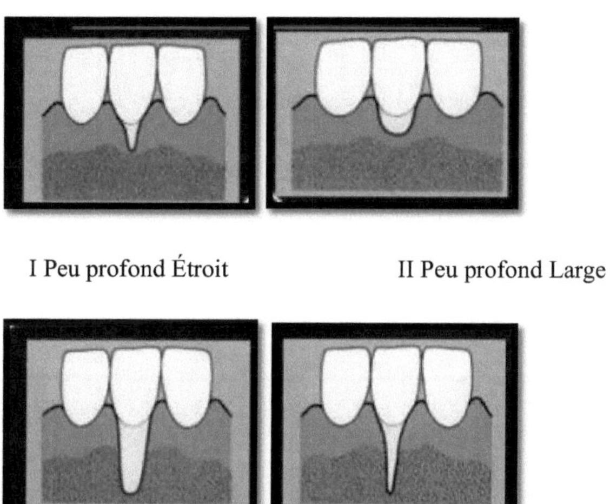

Figure 8 : Classification de Sullivan et Atkins de la récession gingivale

Source : Sullivan H, Atkins J. Free autogenous gingival grafts. Principes d'une greffe réussie. Parodontie 1968;6:121-9.[74]

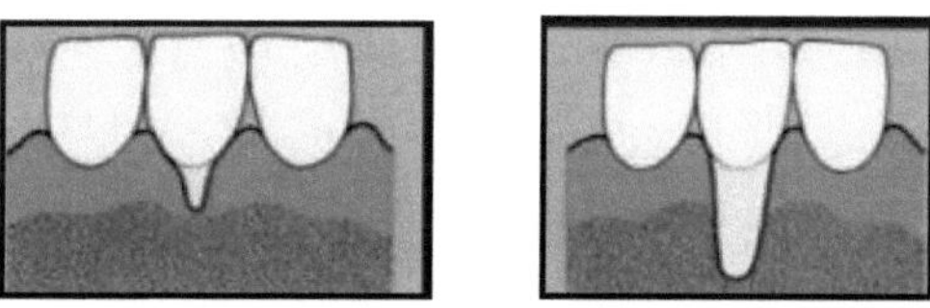

Figure 9 : Classification de la récession gingivale selon Mlinek et al.

Source : Mlinek A, Smulker H, Buchner A. The use of free gingival graft for the coverage of denuded roots. J Periodontol 1973;44:248-54.[75]

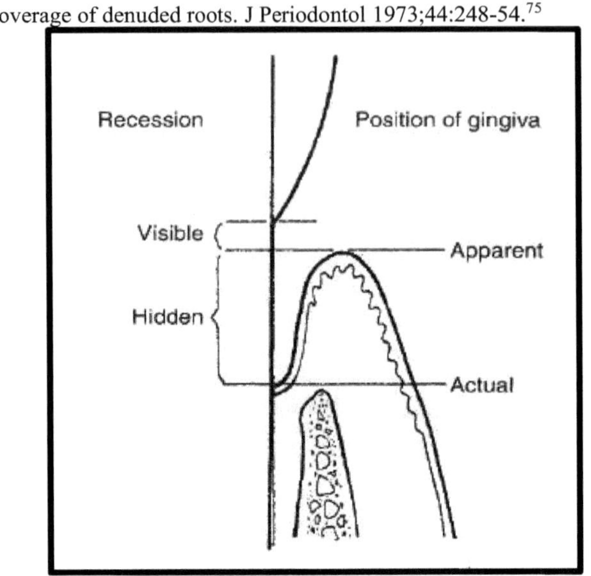

Figure 10 : Classification de Liu et Solt

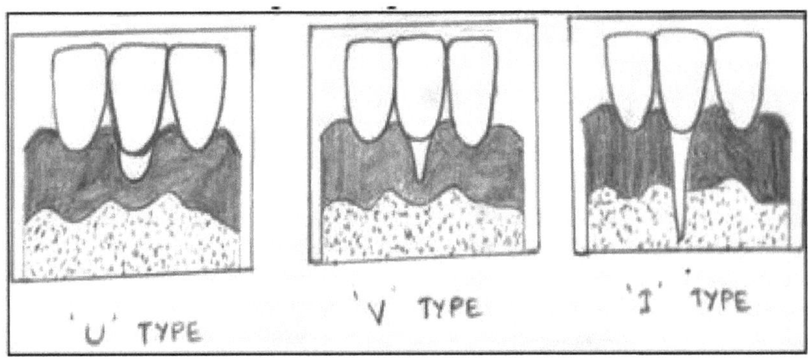

Figure 11 : Classification de la Bengue

5. LE SYSTÈME DE CLASSIFICATION DE MILLER (1985)[78]

Cette classification est basée sur l'extension apicale de la perte de tissu marginal et son association avec l'intégrité du tissu interproximal et la malocclusion **(Figure 12).**[78] Toutes les catégories décrites par Sullivan et Atkins peuvent être regroupées dans la classe I et la classe II de Miller.

- **CLASSE I :** Récession des tissus marginaux qui ne s'étend pas jusqu'à la jonction mucogingivale. Il n'y a pas de perte parodontale (os ou tissus mous) dans la zone interdentaire, et une couverture radiculaire à 100% peut être anticipée.

- **CLASSE II :** Récession des tissus marginaux qui s'étend jusqu'à la jonction mucogingivale ou au-delà. Il n'y a pas de perte parodontale (os ou tissus mous) dans la zone interdentaire, et une couverture radiculaire à 100% peut être anticipée.

- **CLASSE III :** Récession des tissus marginaux qui s'étendent jusqu'à ou au-delà de la jonction mucogingivale. Il y a une perte d'os ou de tissus mous dans la zone interdentaire ou une malposition des dents qui empêche de tenter une couverture radiculaire à 100 %, mais on peut prévoir une couverture radiculaire partielle.

- **CLASSE IV :** Récession des tissus marginaux qui s'étend jusqu'à la jonction mucogingivale ou au-delà. La perte d'os ou de tissus mous dans la zone interdentaire et/ou la malposition des dents est si grave que l'on peut s'attendre à un recouvrement radiculaire.

La classification de Miller constitue un outil pratique pour l'évaluation du pronostic.

6. INDICE DE SMITH POUR LA RÉCESSION GINGIVALE (1997)[79]

Il a proposé un indice de récession qui consiste en deux chiffres séparés par un tiret. Le premier chiffre correspond à la composante horizontale et le second à la composante verticale d'un site de récession.

Étendue horizontale de la récession

- **Score 0 -** Aucune preuve clinique d'exposition des racines

- **Score 1** - Il n'y a pas de preuve clinique d'exposition de la racine et il y a également une conscience subjective d'hypersensibilité dentinaire en réponse au souffle de l'air, et/ou il y a une exposition cliniquement détectable de la CJE jusqu'à 10 % de la distance estimée entre le milieu du mésial et le milieu du distal.

- **Score 2** - Exposition horizontale de la CEJ supérieure à 10 % mais ne dépassant pas 25 % de la distance estimée entre le milieu du mésial et le milieu du distal.

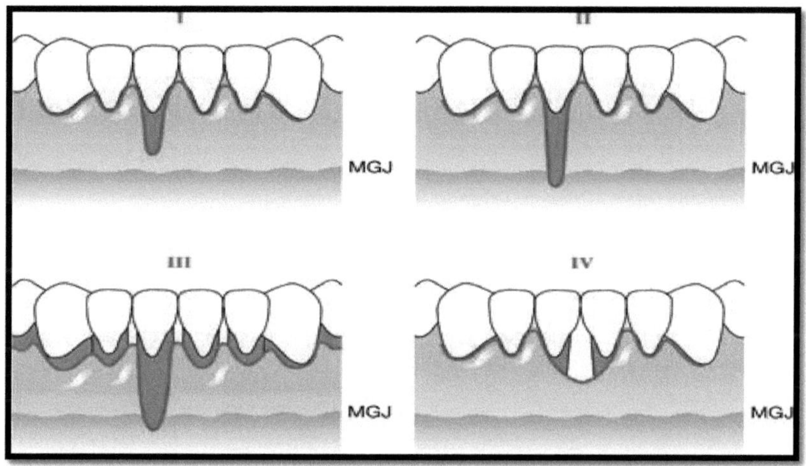

Figure 12 : Classification PD de Miller de la récession gingivale

Source : Miller Jr PD. Une classification de la récession des tissus marginaux. Int J Periodontics Restorative Dent 1985;5:8-13.[78]

- **Score 3** - Exposition de la CJE sur plus de 25 % de la distance entre le milieu du mésial et le milieu du distal, mais sans dépasser 50 %.

- **Score 4** - Exposition de la CJE sur plus de 50 % de la distance entre le milieu du mésial et le milieu du distal, mais sans dépasser 75 %.

- **Score 5** - Exposition de la CEJ sur plus de 75 % de la distance mi-mésiale à mi-distale et jusqu'à 100 %.

Étendue verticale de la récession

- **Score 0** - Aucune preuve clinique de l'exposition des racines.

- **Score 1** - Il n'y a pas d'exposition clinique de la racine et il y a également une conscience subjective d'hypersensibilité dentinaire et/ou il y a une exposition cliniquement détectable de la CJE ne s'étendant pas plus de 1 mm verticalement à la marge gingivale.

- **Score 2-8** - On observe une exposition de la racine de 2 à 8 mm s'étendant verticalement de la CEJ à la base du défaut des tissus mous.

- **Score 9** - Exposition de la racine vue à plus de 8 mm de la CJE à la base du défaut des tissus mous.

- **Score *** - Un astérisque est présent à côté du deuxième chiffre lorsque la composante verticale du défaut des tissus mous empiète sur la MGJ ou s'étend au-delà de celle-ci dans la muqueuse alvéolaire ; l'absence d'astérisque implique soit l'absence de participation de la MGJ au site indexé, soit sa non-participation au défaut des tissus mous.

7. SYSTÈME DE CLASSIFICATION DE NORLAND ET TARNOW (1998)[80]

Un système de classification pour la perte de hauteur papillaire. Ce système utilise trois points de repère identifiables **(Figure 13)**

1. Point de contact interdentaire

2. Extension apicale faciale de la CEJ

3. Étendue coronale interproximale de la JCE

Normal : la papille interdentaire remplit l'espace d'embrasure jusqu'à l'extrémité apicale du point/des points de contact interdentaires.

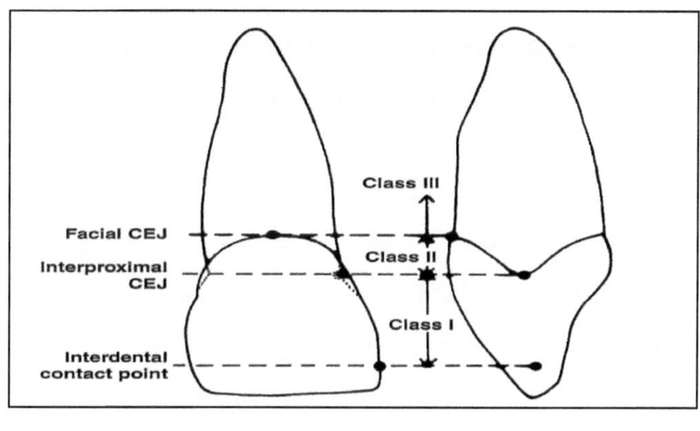

(a)

(b)

Figure 13 : Illustration schématique de la classification de Norland et Tarnow

Source : Norland WP, Tarnow DP. Un système de classification pour la perte de hauteur papillaire. J Periodontol 1998;69:1124-6.[80]

- Classe I : L'extrémité de la papille interdentaire se situe entre le point de contact interdentaire

  et l'extension la plus coronale de la jonction cémento-émail (JCE) inter-proximale.

- Classe II : L'extrémité de la papille interdentaire se trouve au niveau de la jonction cémento-émail interproximale (JCE) ou en position apicale par rapport à celle-ci, mais en position coronale par rapport à l'extrémité apicale de la JCE faciale.

- Classe III : L'extrémité de la papille se situe au niveau ou en apical par rapport à la JEC faciale.

1. Le point de contact interdentaire

2. L'étendue apicale de la JCE faciale

3. L'étendue coronale de la CEJ proximale

8. CLASSIFICATION DE MAHAJAN (2010)[81]

Une classification modifiée de la récession gingivale **(Figure 14)**[81]

- Classe I : Défaut de récession gingivale ne s'étendant pas à la MGJ

- Classe II : défaut de récession gingivale s'étendant jusqu'à la MGJ/au delà de celle-ci.

- Classe III : défaut de récession gingivale avec perte d'os ou de tissus mous dans la zone interdentaire jusqu'au tiers cervical de la surface radiculaire et/ou malposition des dents.

- Classe IV : Défaut de récession gingivale avec perte grave d'os ou de tissus mous dans la zone interdentaire, supérieure au tiers cervical de la surface radiculaire et/ou malposition grave des dents.

Pronostic selon la classification de Mahajan :

1. **Meilleur** : Classe I et Classe II avec profil gingival épais

2. **Bon** : Classe I et Classe II avec profil gingival fin

3. **Passable** : Classe III avec profil gingival épais

4. **Mauvais** : Classe III et Classe IV avec un profil gingival fin.

Cette modification ne tient toujours pas compte de toutes les conditions cliniques. Par exemple, une dent avec une récession gingivale ne s'étendant pas jusqu'à la MGJ mais avec une perte de tissus mous et durs interdentaires ne peut être placée ni dans la classe I ni dans la classe III puisqu'il n'est pas fait mention de l'implication de la MGJ dans la classe II.

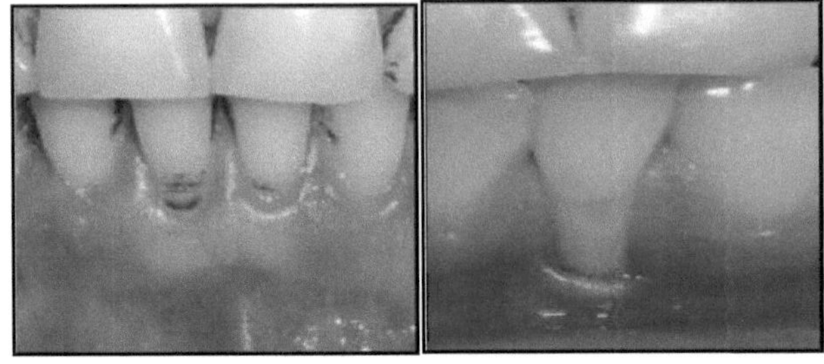

Classe I - Défaut de récession gingivale Classe II - Défaut de récession gingivale

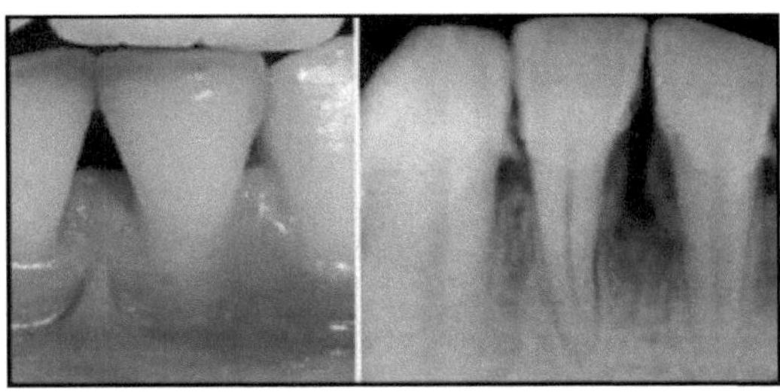

Classe III - Défaut de récession gingivale

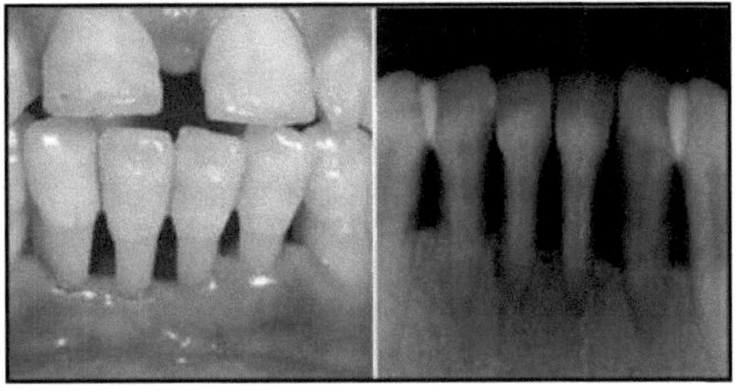

Classe IV- Défaut de récession gingivale

Figure 14 : Classification de Mahajan des défauts de récession gingivale

Source : Mahajan A. La modification par Mahajan de la classification de Miller pour la récession gingivale. Hypothèses dentaires 2011;11:45-50.[81]

9. CLASSIFICATION CAIRO F, NIERI M, CINCINELLI S ET AL (2011)[43]

Récession gingivale basée sur l'évaluation de la CAL aux sites buccal et interproximal **(Figure 15).**[43]

- **Type 1** : Récession gingivale sans perte d'attache interproximale. La JEC interproximale n'était cliniquement pas détectable sur les aspects mésial et distal de la dent.

- **Type 2** : Récession gingivale associée à une perte d'attache interproximale. La perte d'attache interproximale (mesurée de la JEC interproximale à la profondeur de la poche interproximale) était inférieure ou égale à la perte d'attache buccale (mesurée de la JEC buccale à la profondeur de la poche buccale).

- **Type 3** : Récession gingivale associée à une perte d'attache interproximale. La perte d'attache interproximale (mesurée de la JEC interproximale à la profondeur de la poche) était plus importante que la perte d'attache buccale (mesurée de la JEC buccale à la profondeur de la poche buccale).

10. CLASSIFICATION ROTUNDO R, MORI M, BONACINNI DE ET AL (2011)[82]

Classification de la récession gingivale en tenant compte des tissus dentaires mous et durs. Pour cette classification, des variables taxonomiques spécifiques ont été prises en compte.

1. La quantité de tissu kératinisé (KT = 2 mm)

2. La présence ou l'absence d'une lésion cervicale non carieuse (LNC), avec pour conséquence une CEJ non identifiable.

3. La présence/absence de perte d'attache interproximale.

Compte tenu de ces variables, la méthode d'évaluation suivante est proposée :

1. KT $\geq$ 2 mm , NCCL - absent

   Perte d'attache interproximale - absente

2. KT < 2 mm , NCCL - présent

Perte d'attache interproximale - présente

En conséquence, les classes suivantes peuvent être identifiées au sein de la population :

- KT ≥2 mm - pas de NCCL - pas de perte d'attache interproximale (AAA)

- KT ≥2 mm - NCCL - pas de perte d'attache interproximale (ABA)

- KT ≥2 mm - pas de NCCL - perte d'attache interproximale (AAB)

- KT ≥2 mm - NCCL - perte d'attache interproximale (ABB)

- KT <2 mm - pas de NCCL - pas de perte d'attache interproximale (BAA)

- KT <2 mm - NCCL - pas de perte d'attache interproximale (BBA)

- KT <2 mm - pas de NCCL - perte d'attache interproximale (BAB)

- KT <2 mm - NCCL - perte d'attache interproximale (BBB)

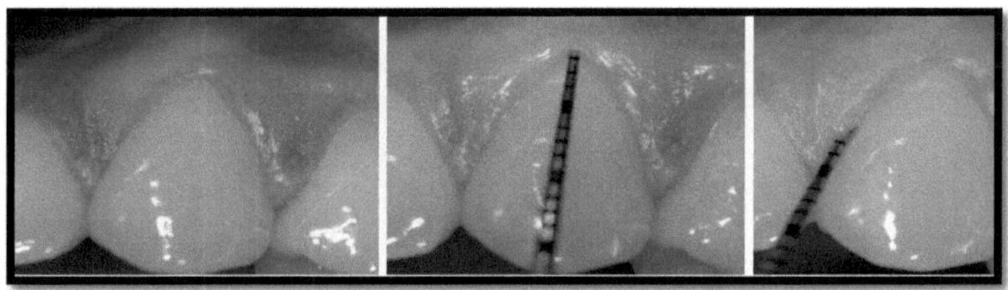

a b c **RT1**

a : Une récession gingivale buccale au niveau de la canine supérieure gauche.

b : Le niveau d'attachement clinique buccal était de 3 mm.

c : La JEC interproximale n'est pas détectable.

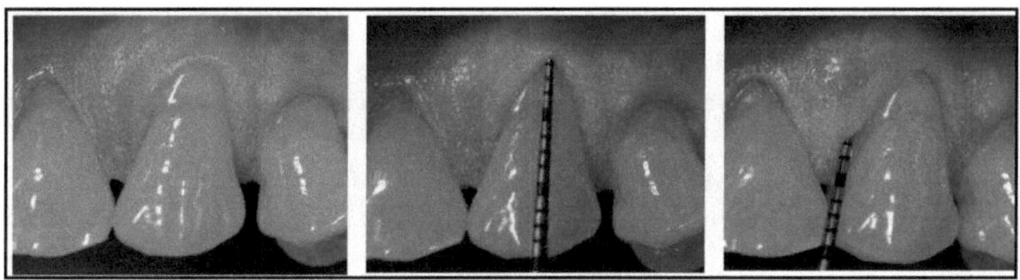

d e f **RT2**

d : Une récession gingivale buccale au niveau de la canine supérieure gauche.

e : Le niveau d'attachement clinique buccal était de 4 mm.

f : Le niveau d'attachement clinique interproximal était de 3mm :

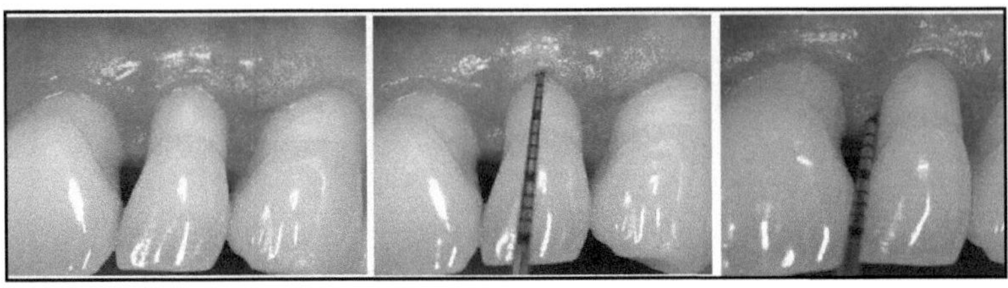

g h i

RT3

g : Une récession gingivale buccale au niveau de l'incisive latérale supérieure gauche.

h : Le niveau d'attachement clinique buccal était de 6 mm.

i : Le niveau d'attachement clinique interproximal était de 8 mm.

Figure 15 : Classification de Francesco Cairo et al.

Source : Cairo F, Nieri M, Cincinelli S, Mervelt J, Pagliaro U. The interproximal clinical attachment level to classify gingival recessions and predict root coverage outcomes : an explorative and reliability study. J Clin Periodontol 2011;38:661-6.[43]

11. REDDY S, KAUL S, CLASSIFICATION MGSP (2012)[83]

La classification est décrite et résumée dans les classes suivantes comme suit. **(Figure 16)**[83]

CLASSE I : Récession du tissu marginal qui ne s'étend pas jusqu'à la jonction mucogingivale.

- **CLASSE IA :** Récession des tissus marginaux qui s'étendent jusqu'à la jonction mucogingivale ou au-delà, avec perte des tissus mous interdentaires au-delà de la JEC interproximale.

- **CLASSE IB :** associée à une malposition dentaire.

- **CLASSE I COMBINÉE :** Comprend les composantes A et B, c'est-à-dire que la récession des tissus marginaux ne s'étend pas jusqu'à la jonction mucogingivale avec une perte des tissus mous interdentaires au-delà de la JEC interproximale associée à une malposition dentaire.

CLASSE II : Récession des tissus marginaux qui ne s'étend pas jusqu'à la jonction mucogingivale.

- **CLASSE IIA-** Récession des tissus marginaux qui ne s'étend pas jusqu'à la jonction mucogingivale avec perte des tissus mous interdentaires au-delà de la JEC interproximale.

- **CLASSE IIB-** Associée à une malposition dentaire

- **CLASSE I COMBINÉE :** Comprend les composantes A et B, c'est-à-dire que la récession des tissus marginaux s'étend jusqu'à la jonction mucogingivale avec une perte des tissus mous interdentaires au-delà de la JEC interproximale associée à une malposition dentaire.

CLASSE III : Récession des tissus marginaux observée sur la surface palatine des dents maxillaires.

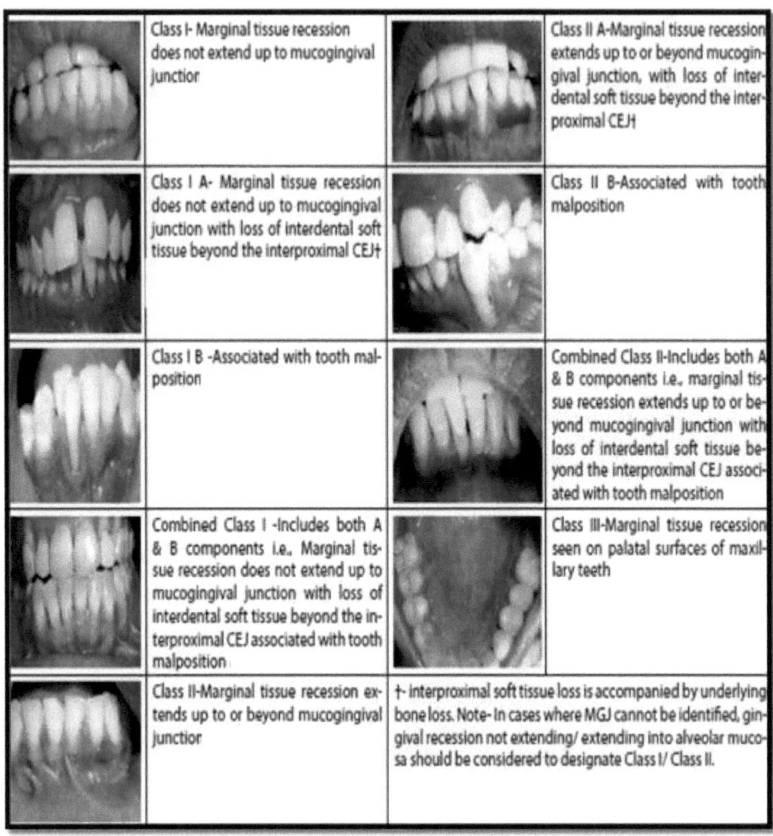

Figure 16 : Classification de Shantipriya Reddy pour la récession gingivale

Source : Reddy S, Kaul S, Prasad MGS, Agnihotri J, Amudha D, Kambali S. Gingival recession : Proposal for a new classification.Int J Dent Clinics 2012;4:32-6.[83]

12. CLASSIFICATION DE KUMAR ET MASAMATTI (2013)[84]

Elle peut être appliquée aux surfaces faciales des dents maxillaires et aux surfaces faciales et linguales des dents mandibulaires. La récession de la papille interdentaire peut également être classée selon cette nouvelle classification. **(Figure 17)** [84]

- **Classe I :** Il n'y a pas de perte d'os interdentaire ou de tissu mou.

  Elle est subdivisée en deux catégories :

  - **Classe IA :** La marge gingivale sur l'aspect F/L est apicale à la JEC, mais coronale à la JMG avec une gencive attachée présente entre la gencive marginale et la JMG.

  - **Classe IB** : La marge gingivale sur l'aspect F/L se situe au niveau ou en apical de la MGJ avec une absence de gencive attachée entre la gencive marginale et la MGJ.

- **Classe II :** L'extrémité de la papille interdentaire est située entre le point de contact interdentaire et le niveau de la CJE en position médio-buccale/midlinguale. Une perte osseuse interproximale est visible sur la radiographie.

  Elle se subdivise en trois catégories :

  - **Classe IIA** : Il n'y a pas de récession des tissus marginaux sur l'aspect F/L.

  - **Classe IIB** : La marge gingivale sur l'aspect F/L est apicale à la CEJ mais coronale à la MGJ avec une gencive attachée présente entre la gencive marginale et la MGJ.

  - **Classe IIC** : La marge gingivale sur l'aspect F/L se situe au niveau ou en apical de la MGJ avec une absence de gencive attachée entre la gencive marginale et la MGJ.

- **Classe III :** L'extrémité de la papille interdentaire est située au niveau ou en apical par rapport au niveau de la CJE, en position médio-buccale/midlinguale. Une perte osseuse interproximale est visible sur la radiographie.

Elle se subdivise en deux catégories :

- o **Classe III A :** La marge gingivale de l'aspect F/L est apicale par rapport à l'arête centrale, mais coronale par rapport à la MGJ, avec une gencive attachée entre la gencive marginale et la MGJ.

- o **Classe III B :** La marge gingivale sur l'aspect F/L se situe au niveau ou en apical de la MGJ avec une absence de gencive attachée entre la gencive marginale et la MGJ.

La position de la papille interdentaire reste la base de la classification de la récession gingivale sur l'aspect palatin. Les critères des sous-classifications ont été modifiés pour compenser l'absence de MGJ.

La PR-I concerne une récession des tissus marginaux sur la face palatine sans perte de l'os interdentaire ou des tissus mous.

PR-II et PR-III - traitent de la perte de l'os/tissu mou interdentaire avec récession des tissus marginaux sur la face palatine.

- **Récession palatine - I - Il** n'y a pas de perte d'os interdentaire ou de tissu mou. Elle se divise en deux catégories :

  - o **PR-I-A** : Récession du tissu marginal ≤3 mm de la CEJ.

  - o **PR-I-B :** Récession des tissus marginaux de >3 mm à partir de la CEJ.

- **Récession palatine-II-La** pointe de la papille interdentaire est située entre le point de contact interdentaire et le niveau de la CJE à mi-palatin. La perte osseuse interproximale est visible sur la radiographie. Elle est classée en deux catégories :

  - o **PR-II-A** : Récession du tissu marginal ≤3 mm de la CEJ

  - o **PR-II-B** : Récession des tissus marginaux de >3 mm à partir de la CEJ.

- **Récession palatine-III-L'**extrémité de la papille interdentaire est située au niveau ou en apical au niveau de la CJE à mi-palatin. Une perte osseuse interproximale est visible sur la radiographie. Elle est classée en deux catégories :

o **PR-III-A** : Récession du tissu marginal ≤3 mm de la CEJ

o **PR-III-B :** Récession des tissus marginaux de >3 mm à partir de la CEJ.

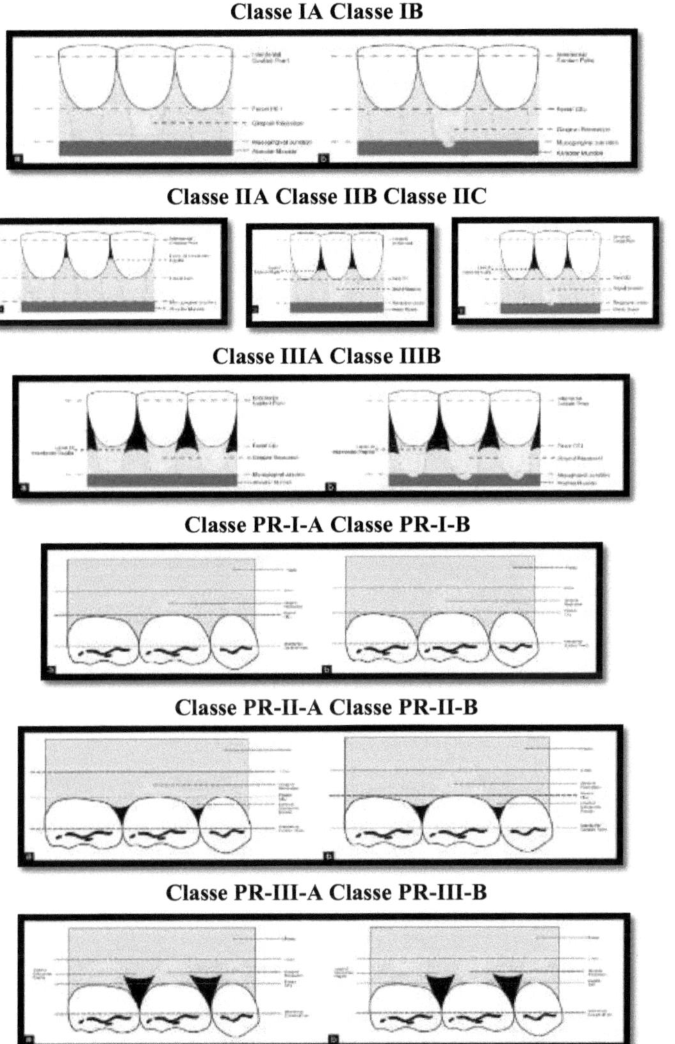

Figure 17 : Représentation schématique de la classification de Kumar et Massamati

Source : Kumar A, Masamatti SS. Un nouveau système de classification pour la récession gingivale et palatine. J Indian Soc Periodontol 2013;17:175-81. [84]

38

13. BHUSARI P, AGRAWAL N, UPADHYAY S ET AL (2014)[85]

Il s'agit d'une classification qui décrit les défauts de la surface dentaire et qui est importante pour diagnostiquer les zones de récession gingivale, ce qui peut aider à sélectionner une approche thérapeutique précise. L'évaluation a été réalisée sur des vues frontales et latérales à l'aide d'une lentille de grossissement 4X, d'une sonde parodontale (PCP UNC 15) et d'un explorateur dentaire.

- **Classe A**, CEJ identifiable sur toute la surface buccale.

- **Classe B**, CEJ non identifiable totalement ou partiellement.

En considérant la présence de divergences cervicales (pas), mesurées avec une sonde parodontale perpendiculaire au grand axe de la :

Classe (+), présence d'un pas cervical (>0,5 mm) impliquant la racine ou la couronne et la racine et **Classe (-)**, absence de pas cervical.

14. CLASSIFICATION DE THAKUR (2015)[86]

Cette classification est basée sur la récession gingivale sur la surface radiculaire et la zone interdentaire par rapport à la jonction mucogingivale et l'étendue faciale/ linguale de la jonction cémento-émail. Ce système de classification utilise trois repères anatomiques identifiables **Figure 18**[86]

1. Jonction cémento-émail mi-faciale

2. Marge gingivale

3. Jonction mucogingivale

- **CLASSE I :** RGR (Radicular Gingival Recession) ne s'étendant pas jusqu'à la MGJ et pas d'IDGR (Interdental Gingival Recession).

- **CLASSE II :** RGR s'étendant jusqu'à/au delà de MGJ mais pas d'IDGR

- **CLASSE III :**

  - o **TYPE A :** RGR ne s'étendant pas jusqu'à la MGJ et IDGR ne s'étendant pas au-delà de la CEJ faciale moyenne.

o **TYPE B** : RGR ne s'étendant pas jusqu'à la MGJ et IDGR s'étendant au-delà de la CEJ faciale moyenne mais pas jusqu'à la MGJ.

o **TYPE C** : RGR ne s'étendant pas jusqu'à MGJ et IDGR s'étendant jusqu'à/au delà de MGJ.

CLASSE IV

o **TYPE A** : RGR ne s'étendant pas jusqu'à MGJ avec IDGR ne s'étendant pas au-delà de CEJ facial.

o **TYPE B** : RGR ne s'étendant pas jusqu'à la MGJ avec IDGR ne s'étendant pas au-delà du CEJ facial mais pas jusqu'à la MGJ.

o **TYPE C** : RGR et IDGR s'étendant jusqu'à/au delà de MGJ.

La classification la plus largement utilisée est celle de Miller, mais elle présente certaines limites, comme la difficulté d'identifier les classes I et II, et l'utilisation de la "perte osseuse ou de tissus mous" comme référence interdentaire pour diagnostiquer une destruction parodontale dans la zone interdentaire. En outre, les classes de Miller ne correspondent plus aux résultats des techniques chirurgicales les plus avancées.[78,87]

Selon la classification récente de l'AAP en 2017,[42] la classification proposée par **Cairo et al[43]** est une classification orientée vers le traitement pour prévoir le potentiel de couverture radiculaire par l'évaluation du CAL interdentaire. Dans la catégorie RT1 de Cairo (classes I et II de Miller), il est possible de prévoir une couverture radiculaire à 100% ; dans la catégorie RT2 de Cairo (chevauchant la classe III de Miller), certains essais cliniques randomisés indiquent la limite de perte de CAL interdentaire dans laquelle une couverture radiculaire à 100% est prévisible en appliquant différentes procédures de couverture radiculaire et dans la catégorie RT3 de Cairo (chevauchant la classe IV de Miller), une couverture radiculaire complète n'est pas réalisable.[42,47]

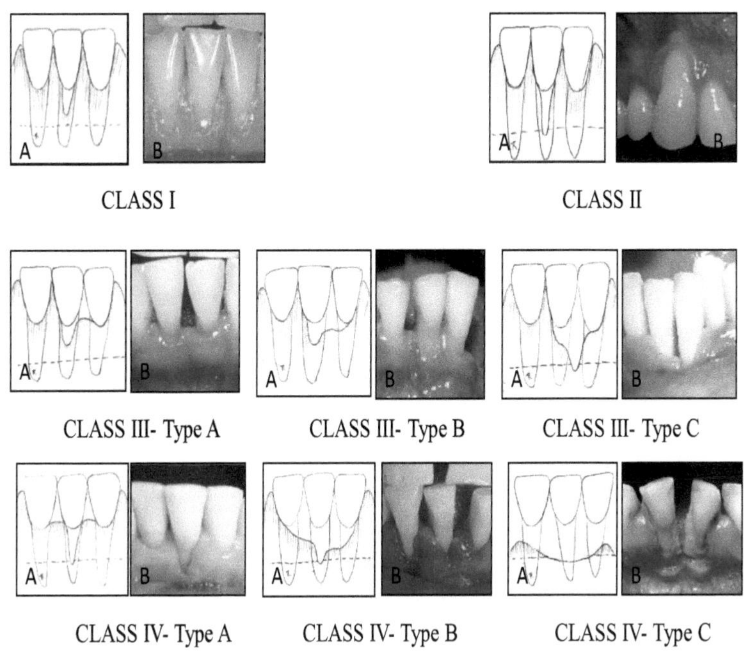

Figure 18 : Photographies schématiques (A) et cliniques (B) illustrant la classification de la récession selon Thakur.

Source : Thakur RK. Classification de la récession gingivale : Une nouvelle approche. Int J Dent Health Sci 2015;2:1612-23.[86]

La récession gingivale est une caractéristique commune observée chez de nombreux patients. Certains patients n'en seront pas conscients, d'autres en seront conscients mais ne s'en préoccuperont pas, tandis que d'autres encore s'en préoccuperont et voudront qu'elle soit corrigée.[64] Cela s'explique par le fait que l'exposition des racines est souvent comprise comme un changement morphologique plutôt que comme un état pathologique. En général, l'exposition des racines est comprise comme n'étant ni une maladie ni un empêchement mais un problème esthétique. Il est important de déterminer si des symptômes pathologiques sont présents à la suite de l'exposition de la racine.[88]

L'hypersensibilité dentinaire (DH), causée par l'exposition des tubules dentinaires, suit souvent l'exposition des racines et peut créer une gêne ou une douleur au brossage, entravant l'efficacité du brossage et augmentant le risque d'inflammation gingivale.[88] Chez les patients présentant un risque élevé de carie, le risque de carie radiculaire augmente et l'exposition de la racine peut également créer des zones ouvertes interproximales qui agissent comme des pièges alimentaires.[89] Les modalités de traitement comprennent l'utilisation de différents agents appliqués sur les surfaces radiculaires ou l'application de procédures de couverture radiculaire.[90] Oleveria et al[90] ont analysé neuf études sur l'influence des procédures de couverture radiculaire sur la DH cervicale dans une revue systémique. Une réduction de la DH cervicale a été rapportée dans toutes les études examinées et le pourcentage moyen de DH réduite était de 77,83%. Mais la plupart des études ont évalué la DH cervicale comme un résultat secondaire. Il n'y a pas suffisamment de preuves pour conclure que les procédures chirurgicales de couverture radiculaire réduisent de manière prévisible la DH cervicale.

Avec toutes les étiologies discutées, dans tous les cas, l'exposition des racines ne se fait pas sans perte d'attache et nécessite à la fois l'élimination du problème et l'amélioration de l'esthétique.[90]

L'esthétique du sourire devient une préoccupation dominante des patients, en particulier lorsqu'un traitement dentaire est nécessaire. Selon une enquête récente de l'**American Academy of Cosmetic Dentistry** (2013), 659 entretiens ont rapporté environ 89% des patients qui souhaitaient un traitement dentaire esthétique pour améliorer l'attractivité physique et l'estime de soi.[42] **Nieri et al[91]** ont évalué la perception des patients sur les récessions faciales et leurs demandes de traitement au moyen d'un questionnaire. Sur les

120 patients inscrits, 96 présentaient 783 récessions gingivales, dont 565 non perçues. Sur les 218 récessions perçues, 160 étaient asymptomatiques, 36 présentaient une hypersensibilité dentaire, 13 des problèmes esthétiques, et neuf patients présentaient des problèmes esthétiques en même temps qu'une hypersensibilité. Seuls 11 patients ont demandé un traitement pour leurs 57 récessions. L'étude a conclu que la perception des récessions gingivales et les demandes de traitement des patients doivent être évaluées avec soin avant de procéder au traitement, alors qu'une enquête menée parmi les dentistes par **Zaher et al**[92] a montré que l'esthétique représente 90,7% de la justification des procédures de recouvrement radiculaire.

Le traitement de la récession gingivale comprend des procédures non chirurgicales (entretien de l'hygiène buccale, élimination de l'étiologie, traitement restaurateur et orthodontique, facettes gingivales) et des procédures chirurgicales pour la correction des défauts des tissus mous.[2]

Au cours du dernier quart de siècle, l'accent a été mis sur le contrôle du processus inflammatoire qui s'est étendu à la muqueuse alvéolaire au-delà de la limite de la gencive attachée. Dans l'exploration des variations chirurgicales, le concept est passé des procédures de dénudation complète à l'utilisation cohérente de la technique du lambeau parodontal et des approches de rétention périostée.

Les opérations d'augmentation gingivale comprennent un certain nombre de procédures chirurgicales, dont la majorité a été développée principalement sur une base empirique sans connaissance suffisante de la biologie des tissus concernés.

Les propriétés des tissus mous gingivaux et palatins à maintenir leurs caractéristiques originales après transplantation dans des zones de muqueuse alvéolaire ont offert le potentiel de l'utilisation de greffons pédiculés et libres pour l'augmentation gingivale et ont amené l'évolution des procédures chirurgicales périoplastiques mucogingivales.[90]

Le terme de **chirurgie mucogingivale** a été inventé par **Friedman**[15] pour expliquer les procédures chirurgicales visant à corriger la relation existant entre la gencive et la muqueuse alvéolaire, en particulier dans trois domaines : la gencive attachée, le vestibule peu profond et les attaches aberrantes du frein. Selon le rapport de consensus de l'atelier mondial de 1989, le terme de "chirurgie plastique parodontale" a été suggéré pour remplacer celui de "chirurgie mucogingivale". Selon les arguments avancés, la chirurgie plastique parodontale est un terme qui englobe mieux la technique chirurgicale actuellement utilisée.[16] **Miller (1993)**[78] a proposé le terme de **chirurgie plastique parodontale**, tout en considérant que la chirurgie mucogingivale avait dépassé le traitement traditionnel des problèmes associés à la quantité de gencive et aux défauts de type récession, mais comprenait également la correction de la forme de la crête et l'esthétique des tissus mous. La chirurgie plastique parodontale a alors été définie comme des procédures chirurgicales réalisées pour prévenir ou corriger les défauts anatomiques, de développement, traumatiques ou induits par la maladie de la plaque dentaire au niveau de la gencive, de la muqueuse alvéolaire ou de l'os.[16] Parmi les procédures de traitement qui peuvent entrer dans cette définition, on trouve diverses procédures sur les tissus mous et durs visant à :

- Augmentation gingivale

- Couverture de la racine

- Correction des défauts de la muqueuse au niveau des implants

- Allongement de la couronne

- Préservation de la gencive lors de l'éruption d'une dent ectopique

- Suppression du frénulum aberrant

- Prévention de l'effondrement de la crête associé à l'extraction dentaire

- Augmentation de la crête édentée.

Le rapport de consensus sur la thérapie mucogingivale de l'atelier mondial de parodontie de 1996 définit la thérapie mucogingivale comme "la correction non chirurgicale et chirurgicale des défauts de morphologie, de position et/ou de quantité des tissus mous et de l'os sous-jacent", élargissant ainsi le champ d'application aux modalités non chirurgicales et à la gestion des tissus mous et de l'os.[16]

L'objectif sous-jacent à l'application de diverses modalités de traitement de la récession gingivale pourrait être bien expliqué par le concept de "barrière tissulaire" pour la chirurgie mucogingivale. Ce concept, postulé par **Goldman**[93] et **Cohen**[94] en 1979, stipule que la présence d'une bande collagénique dense de tissu conjonctif retarde ou entrave la propagation de l'inflammation mieux que la disposition lâche des fibres de la muqueuse alvéolaire. Avec le soutien indirect de nombreux autres auteurs, ils ont insisté sur l'augmentation de la zone de tissu kératinisé attaché afin d'obtenir une barrière tissulaire adéquate ou un tissu épais, limitant ainsi la récession résultant de l'inflammation.[94]

<u>**CLASSIFICATION DES PROCÉDURES DE RECOUVREMENT DES RACINES**</u>

Voici les différentes procédures utilisées pour la couverture des racines[16]

1. <u>**Greffes pédiculaires :**</u>

A. Volets rotatifs

1. Rabat positionné latéralement

2. Rabat à rotation oblique

3. Double volet papillaire

B. Volets avancés

1. Rabat positionné coronalement

2. Le lambeau semi-lunaire

2 <u>**Greffe de tissus mous gratuite :**</u>

1. Epithélialisé (greffe gingivale classique)

2. Non épithélialisé

3. <u>**Greffes combinées :**</u>

Procédure en 1 étape

- Greffe de tissu conjonctif plus greffe pédiculaire

- Barrière de membrane biodégradable plus greffe pédiculaire

Procédure en 2 étapes

- Greffe de tissu mou positionnée coronalement et placée précédemment

- Barrière de membrane non biodégradable plus greffe pédiculaire

<u>**Critères de sélection de la procédure de couverture radiculaire**</u>

Lors du choix d'une procédure chirurgicale de recouvrement radiculaire, il est essentiel d'évaluer la quantité de recouvrement nécessaire pour la racine exposée et d'autres facteurs qui sont mentionnés ci-dessous comme facteurs clés et également dans la **Figure 19.**[89]

<u>**Facteurs clés dans le choix des procédures chirurgicales**</u>

<u>**Site du bénéficiaire**</u>

1) si la récession gingivale est limitée à une dent ou s'étend à plusieurs dents.[89]

2) Degré de récession gingivale (largeur et profondeur)[89]

3) La quantité et l'épaisseur de la gencive kératinisée existante dans la zone de récession.[89]

4) La relation entre la hauteur de la papille interdentaire adjacente et la récession gingivale[89]

5) La zone de récession fait-elle saillie labialement par rapport à l'arc central ?[89]

6) La relation similaire entre la zone de récession gingivale et la ligne du sourire.[89]

7) La nécessité ou non d'un traitement de restauration/prosthodontie après le recouvrement de la racine.[89]

<u>**Site du donateur**</u>

1) La zone adjacente à la récession gingivale peut-elle être utilisée comme site donneur ?[89]

2) Quantité de gencive kératinisée[89]

3) Épaisseur de la gencive kératinisée[89]

4) Taille de la papille interdentaire adjacente[89]

5) Épaisseur de l'os alvéolaire recouvrant le tissu du donneur[89]

6) Épaisseur du tissu mou palatin utilisé comme tissu donneur[89]

Surgical methods for root coverage	Number of teeth for which root coverage is necessary		Amount and thickness of keratinized gingiva in recession area		Degree of gingival recession		Postoperative color harmony	Labial protrusion of gingival recession area
	Single tooth	Multiple teeth	Sufficient	Insufficient	Wide and deep	Narrow and shallow		

1. Pedicle gingival grafts
  a. Laterally positioned flaps
  b. Double papilla flaps
  c. Transpositional flaps
  d. Coronally positioned flaps
	●		●			●	●	

2. Free autogenous gingival grafts	●	●		●		●		
3. Connective tissue grafts or subepithelial connective tissue grafts	●	●		●	●	●	●	●
4. GTR	●		●		●	●	●	●
5. Semilunar coronally positioned flaps	●	●	●			●	●	

Figure 19 : Méthodes et indications de la couverture radiculaire

Source : Chirurgie plastique parodontale. Dans : Sato N, éditeur. Periodontal Surgery - A Clinical Atlas. Londres : Quintessence ; 2000. p.336-447.[89]

Le problème de la récession gingivale a été traité avec diverses techniques selon que la récession était généralisée ou sur une dent isolée.[24] En **1956, Grupe et Warren**[95] ont traité la fente gingivale isolée par un lambeau de glissement latéral. Cette technique est plus efficace en cas de déhiscence radiculaire étroite et de fornix vestibulaire de profondeur adéquate. En outre, le tissu donneur adjacent doit être kératinisé et suffisamment large pour servir de greffon pédiculaire. Dans les cas de dénudations radiculaires larges isolées, le lambeau coulissant horizontal a eu un succès limité. En **1968, Bernimoulin et al**[96] utilisant un lambeau repositionné coronairement a obtenu un succès limité dans les surfaces de récession radiculaire multiple du maxillaire et les surfaces radiculaires larges car il laisse toujours une partie exposée de la racine. Le tissu s'est souvent rétracté en peu de temps, laissant une partie de la racine toujours exposée. Les lambeaux repositionnés coronairement empiètent souvent sur la dimension occluso-gingivale et la traction musculaire interfère avec le succès à long terme.[96]

Les procédures d'autogreffe de tissus mous libres ont joué un rôle important dans le domaine de la parodontologie pour tenter d'atteindre l'objectif de reconstruction d'une architecture fonctionnelle normale. Les autogreffes sont des greffons prélevés sur une partie d'un individu et placés sur une autre partie du même individu. La greffe de tissu mou libre est la partie de la muqueuse masticatoire qui est complètement détachée de son site d'origine et qui est transférée sur un autre site.[22] La zone sur laquelle le greffon de tissu mou libre est prélevé est appelée site donneur, tandis que le site sur lequel il est transféré est appelé site receveur. L'autotransplantation de gencive ou de muqueuse masticatoire à partir de sites palatins et édentés remplace ou augmente les structures tissulaires perdues afin d'établir des zones fonctionnelles de gencive attachée.[22] Les greffes gingivales libres peuvent être classées en fonction de leur épaisseur : "épaisseur partielle", où seuls l'épithélium et une partie de la lamina propria sont utilisés, et "épaisseur totale", où toute la lamina propria est utilisée, mais pas le tissu glandulaire ni la sous-muqueuse.[94]

Plusieurs chercheurs ont fait des recherches sur l'utilisation de l'épaisseur partielle ou de l'épaisseur totale du FGG. **Cairns et Saunders (1954),**[97] **Mc Loughlin (1961),**[98] **Rawles (1963),**[99] **Billingharms et Silvers (1968),**[100] **Dodson (1967)**[101] ont rapporté que l'histodifférenciation se produit en réponse aux stimuli morphogénétiques du tissu conjonctif sous-jacent et que les cellules épithéliales ne prétendent pas à une spécificité régionale prédéterminée. **Wessels (1962)**[102] **et Cohen (1965),**[103] d'autre part ont rapporté que l'histodifférenciation est contrôlée par l'interaction mutuelle de l'épithélium et du tissu conjonctif sous-jacent. **Sullvian et Atkins (1968)[74]** ont déclaré que les cellules épithéliales d'un greffon épais ont tendance à desquamer et que la réépithélisation de sa surface se fait à partir de cellules situées plus profondément dans les crêtes épithéliales. **Olivier et al (1968)[104]** ont évalué les résultats histologiques chez sept singes rhésus et ont confirmé la desquamation au cinquième jour et la réépithélisation au onzième jour. Ils ont montré que les cellules épithéliales couvraient toute la surface mais ne présentaient aucune kératinisation avant le vingt-huitième jour. Ce résultat a également été confirmé par **Lange et Bernimoulin (1974)[105]** qui ont suggéré que les cellules épithéliales basales d'une greffe gingivale libre ne dégénèrent pas et ne contribuent pas à la réépithélisation de la greffe.

La littérature révèle également que jusqu'à très récemment, de nombreux cliniciens pensaient que les stimuli fonctionnels étaient responsables de la différenciation cellulaire. Les articles d'**Ivancie[106] et de Friedman[107]** ont fait évoluer le concept d'adaptation fonctionnelle du site, également soutenu par **Bradely et al (1959)[108]** et **Pfeifer (1963)[109] , Smith (1970)[110] et Kerring et al (1971)[111]** ont tenté de déterminer si c'est le facteur inhérent au tissu ou l'adaptation fonctionnelle qui est responsable du maintien de sa spécificité tissulaire. **Kerring et al[111]** ont effectué une série de transplantations de muqueuses gingivales et alvéolaires chez huit singes adultes et ont conclu que la structure originale du tissu transplanté est conservée, ce qui ne soutient pas la théorie de l'adaptation fonctionnelle.[111]

Par conséquent, le principal déterminant de la spécificité tissulaire semble être d'origine génétique plutôt que d'adaptation fonctionnelle. Le mécanisme qui peut être responsable de la spécificité tissulaire (ce qui deviendra une surface kératinisée ou une surface non kératinisée) réside probablement dans le tissu conjonctif qui est greffé sur le site receveur. Cela tend à confirmer l'importance de la composante du tissu conjonctif comme déterminant du caractère épithélial. Les tentatives pour étendre l'utilisation de ces procédures et réduire le traumatisme chirurgical ont conduit à considérer le rôle de l'autogreffe de tissu conjonctif pour induire la kératinisation des cellules épithéliales en prolifération. [96,98-102]

Bien que la FGG (épaisseur partielle) soit une procédure faisable et efficace pour augmenter la largeur de la gencive kératinisée et également comme procédure de couverture radiculaire, elle présente de nombreux inconvénients tels que le saignement postopératoire de la zone donneuse, la cicatrisation de la plaie du site donneur par intention secondaire qui pourrait conduire à la formation de chéloïdes, l'apparition d'exostoses osseuses et également une correspondance de couleur imprévisible entre les tissus gingivaux greffés et adjacents qui pourrait compromettre l'esthétique chez les patients très conscients.[112,113]

La greffe de tissu conjonctif sous-épithélial (SECTG) est devenue une modalité populaire de couverture radiculaire en raison de son taux de réussite élevé. **Edel[22] (1974) a** été le premier à décrire la technique consistant à prélever le TCG du palais pour augmenter la largeur de la gencive attachée. **Langer et Calagna[23]** (1980) ont présenté une variante de la même procédure pour l'augmentation de la crête et également pour obtenir une couverture radiculaire. L'avènement du SECTG, tel que décrit par **Langer et Langer[24]** a augmenté de manière prévisible la couverture radiculaire des récessions de classe I et II de Miller à plus de 90%. En raison de l'esthétique supérieure et des résultats cohérents obtenus avec le SECTG, son utilisation par rapport aux FGG et aux lambeaux pédiculaires pour la couverture radiculaire a considérablement gagné en importance. Le SECTG combine une greffe de tissu conjonctif (CTG) avec un lambeau pédiculaire sus-jacent qui fournit l'apport sanguin supplémentaire nécessaire au maintien de la greffe.[24]

Les avantages cliniques du SECTG sont apparents non seulement au niveau du site receveur, où l'on observe un bon mélange des tissus et une prévisibilité des résultats, mais aussi dans la zone donneuse, car il utilise une approche plus conservatrice pour prélever la greffe, ce qui diminue le degré d'inconfort.

<u>INDICATIONS DE SECTG</u>

- Traitement de la récession des tissus mous au niveau des dents et des implants.[114]

- Augmentation de la largeur de la gencive kératinisée[114]

- Augmentation de la crête à l'aide de tissus mous[114]

- Préservation de la crête avec la procédure d'implantation et de prothèse partielle fixe[114]

- Augmentation de l'épaisseur de la gencive après ou avant un traitement orthodontique[114]

- Augmentation de l'épaisseur de la gencive après ou avant un traitement de restauration.[114]

- Reconstruction des tissus mous et couverture des défauts maxillaires[114]

- Reconstruction chirurgicale de la papille interdentaire[114]

- Gestion des tissus péri-implantaires[114]

- Fermeture des défauts après une apicoectomie[114]

- Greffe de tissu conjonctif sous-périostée intra-osseuse pour la réduction des poches et la gestion des furcations en tant que procédures combinées.[114]

- Correction de la pigmentation gingivale localisée[114]

- Masquage des racines décolorées ou des composants visibles de l'implant.[114]

<u>AVANTAGES DU SECTG</u>

- Excellente stabilité à court et à long terme.[114]

- Facilement disponible et économique à utiliser.[114]

- Le greffon a un double apport sanguin.[114]

- Le SECTG permet une meilleure correspondance des couleurs et une meilleure topographie de la surface, et donc une meilleure intégration esthétique.[28]

- Le site donneur guérit avec l'intention primaire, ce qui entraîne moins de cicatrices.[28]

- Le SECTG est plus prévisible.[114]

- La procédure n'entraîne qu'une gêne minime pour le patient, et le site guérit rapidement.[114]

- Le SECTG est rapide, convivial et facile à utiliser dans diverses situations.[29]

INCONVÉNIENTS DU SECTG

- Une chirurgie secondaire de prélèvement du tissu du donneur est nécessaire.[115,116]

- Une morbidité accrue peut être associée à la chirurgie du donneur.[115,116]

- Une quantité limitée de tissus de donneurs est disponible.[115,116]

- Nombre limité de sites défectueux traités par visite du patient.[115,116]

- Un haut degré de compétence technique est requis.[115,116]

- En raison de l'utilisation de tissus greffés épais, une gingivoplastie peut être nécessaire en postopératoire pour obtenir une meilleure morphologie.[115,116]

CONTRE-INDICATIONS

- Présence d'une voûte palatine étroite.[114]

- Épaisseur inadéquate du tissu du donneur.[114]

- Exostose osseuse.[114]

- Défauts de cul-de-sac gingival.[114]

- Résorption radiculaire externe.[114]

SECTG - UNE APPROCHE DE RÉFÉRENCE POUR LA COUVERTURE DES RACINES

La présence fréquente de zones de récession impliquant des dents antérieures et postérieures, conduit à des informations fondées sur des preuves associées aux résultats obtenus par les techniques SECTG, qui peuvent être considérées comme un outil important dans le processus de décision clinique. Bien qu'il existe différentes techniques de couverture de la récession, la technique SECTG est toujours considérée comme la technique de référence d'après les résultats de diverses revues systématiques et méta-analyses menées sur cette technique. L'évaluation de l'efficacité du SECTG dans le traitement des défauts de type récession gingivale est basée sur les changements dans les différents résultats cliniques.[17] **Roccuzzo et al (2002)[117]** dans leur revue systématique de 30 études dans lesquelles la CTG a été comparée à la CAF, LPF, FGG, GTRr, GTRn ont rapporté que la CTG a 83,3% de couverture radiculaire complète (CRC) et 64,7% à 95,6% de couverture radiculaire moyenne (MRC).

Oates et al (2003)[118] ont rapporté les résultats de 32 études dans leur revue systématique comme 73% - 80% de MRC et environ 100% de CRC lorsque le CTG a été comparé à un greffon allogène, FGG, CPF, GTR.

De même, une revue systématique réalisée par **Chambrone et al en 2008[17]** a fait état d'une MRC allant jusqu'à 97,3 % et d'une CRC allant jusqu'à 96,1 % en comparant ADMG, CAF, EMP, FGG, GTRn, GTRm avec CTG. **Ko Yuan H et al (2010)[119]** en comparant 19 études ont indiqué que la CTG était statistiquement plus efficace que les autres techniques (CTG, GTR, ADMG, EMD, FGG), c'est-à-dire que le CRC était de 72,7%.

En **2014, Cairo et al[20]** ont comparé la CTG, avec la CAF, la GTR, l'ADMG, l'EMD, la CPF, la LPG, la FGG, la CPF, la GTR, la PRFM en incluant 51 études dans leur revue systématique et ont trouvé que la CRC était de 57%. **Chambrone et al (2015)[120]** ont examiné systématiquement 234 études dans lesquelles la CTG a été comparée à la CAF, l'ADM, l'EMD, la CM. Ils ont constaté que la MRC et la CRC étaient de 90,5 %.

Une hypothèse possible pour expliquer l'efficacité clinique et la prévisibilité élevée de la CTG peut être liée au modèle de guérison spécifique de la procédure. En fait, la grande stabilité de la plaie après la CTG est associée à la vascularisation du greffon provenant à la fois du plexus parodontal et du lambeau sus-jacent, ce qui entraîne une irrigation sanguine complète du greffon après deux semaines.[30]

Les résultats des revues systématiques mentionnées ci-dessus ont montré que le SECTG fournit une couverture radiculaire significant dans le traitement des défauts de type récession. Il y avait une variation marquée des pourcentages de MRC et de CRC entre le SECTG et les autres techniques.

Les comparaisons globales **(tableau 1)** concluent qu'il s'agit de la procédure de référence pour le recouvrement des racines.[17]

Tableau 1 : Pourcentage de couverture des racines obtenu avec le CTG

Srno	Référence	Nombre d'études incluses	Interventions d'intérêt	Pourcentage de couverture des racines (%)
1	Roccuzzo et al (2002)[117]	30	CTG, CAF, LPG, FGG, GTRr, GTRn	MRC- 64.7 % - 95.6 CRC - 83,3
2	Oates et al (2003)[118]	32	Greffes allogéniques, FGG, CPF, GTR, CTG	MRC - 73 % - 80 %. CRC - 100
3	Chambrone et al (2008)[17]	23	CTG, ADMG, CAF, EMP, FGG, GTRn, GTRm	MRC- 64,5 % - 97,3 CRC - 8,6 % - 96,1
4	Chambrone et al (2009)[18]	24	CTG, GTR, ADMG, EMD, FGG, CAF	CRC - 64,7% - 97,3
5	Ko Yuan H et al (2010)[119]	19	CTG, GTR, ADMG, EMD, FGG	CRC- 72.7%
6	Le Caire et al (2014)[20]	51	CTG, CAF, GTR, ADMG, EMD,CPF, LPG, FGG, CPF, GTR, PRFM	CRC- 57%
7	Chambrone et al (2015)[120]	234	CTG, CAF, ADM, EMD, CM	MRC - 54,8% - 90,5 CRC - 42,8% - 90,5

CONSIDÉRATIONS CHIRURGICALES :

La SECTG pour la couverture de racines exposées nécessite un site donneur sur lequel le greffon est prélevé et un site receveur où le greffon est placé pour couvrir la surface dénudée de la racine. La survie de la greffe dépend fortement du maintien de l'apport sanguin. La préparation du site receveur doit maximiser l'apport sanguin pour prévenir la nécrose du greffon, tout en minimisant la mobilité pour éviter la déchirure des délicats vaisseaux sanguins qui envahissent le greffon pendant la guérison. [23,24]

Site du donneur :

Afin de sélectionner les sites donneurs intra-buccaux, le prélèvement du SECTG doit permettre d'obtenir suffisamment de tissus. Il est le plus souvent prélevé sur la muqueuse palatine, mais d'autres zones, telles que la tubérosité maxillaire, la zone rétromolaire peuvent également être utilisées.[36]

Les diverses techniques de prélèvement qui ont été proposées donnent lieu à des greffons de caractéristiques différentes, tant en termes de taille que de composition histologique. Sur le plan clinique, il est parfois difficile d'obtenir un greffon adéquat, ce qui a nécessité l'invention de techniques de prélèvement nouvelles ou modifiées et a donné lieu à des recherches continues. La technique de prélèvement d'un greffon à partir d'un site donneur dépend de divers paramètres, tels que l'objectif de l'intervention, la morbidité attendue, les limitations anatomiques existantes et l'expertise du chirurgien.[121]

Le palais comme site donneur :

Les sites donneurs courants sont la tubérosité maxillaire, le palais latéral postérieur et le palais latéral antérieur. Parmi tous les sites donneurs intra-buccaux, le palais est le site donneur le plus courant car les dimensions des greffons qui peuvent être obtenus à partir du site donneur palatin sont suffisamment grandes pour fournir des tissus donneurs adéquats pour les zones de récession isolées et multiples adjacentes. [122]

Parmi les palais antérieur et postérieur, le palais latéral postérieur est le site donneur préféré car les greffons du palais latéral postérieur contiennent des tissus denses, grossiers et riches en collagène, avec moins de graisse et de tissu glandulaire que ceux du palais latéral antérieur. Il présente donc une meilleure stabilité de volume avec une revascularisation accrue et une moindre susceptibilité au rétrécissement postopératoire dû à l'immobilisation du greffon.[122]

De plus, la muqueuse palatine est histologiquement identique à la muqueuse attachée kératinisée de la crête alvéolaire.[122] Selon **Lang et Loe (1972)**[123] **et Wennstrom (1987)**,[124] le tissu conjonctif parodontal possède la capacité d'induire la différenciation des cellules épithéliales en épithélium gingival kératinisé, donc le tissu conjonctif du palais peut conduire à cette différenciation en épithélium kératinisé ce qui délimite son importance comme site donneur.[122]

Inconvénients du palais

Les structures anatomiques, telles que l'APG, limitent la taille et la quantité de CT pouvant être obtenue chez les patients souffrant de récession gingivale. Des complications telles que l'inconfort du patient, la douleur post-chirurgicale, la paresthésie et le saignement de la zone donneuse peuvent survenir si l'artère est blessée.[122]

Les procédures de greffe gingivale peuvent également être imprévisibles et provoquer des effets secondaires peu fréquents comme des exostoses. De plus, l'obtention d'un CT de la zone palatine est une technique délicate à réaliser pour un médecin généraliste, et la cicatrisation de la plaie palatine se produit par intention secondaire et peut donc être compliquée par des infections et des douleurs, ce qui augmente la morbidité du patient.[115]

Anatomie du palais

Le palais forme le toit de la bouche et se divise en deux régions, à savoir le palais dur en avant et le palais mou en arrière **(Figure 20)**.[125]

Le palais dur est formé par les processus palatins des maxillaires et les plaques horizontales des os palatins. Le palais dur est délimité en avant et sur les côtés par l'alvéole dentaire de la mâchoire supérieure et est en continuité postérieure avec le palais mou.[125]

Elle est recouverte d'une muqueuse épaisse étroitement liée au périoste sous-jacent. Dans ses régions plus latérales, elle possède également une sous-muqueuse contenant le principal faisceau neurovasculaire. La muqueuse est recouverte d'un épithélium pavimenteux stratifié kératinisé qui présente des variations régionales et peut être ortho- ou para-kératinisé. La périphérie du palais dur est constituée de gencive. Une crête étroite, le raphé palatin, dépourvue de sous-muqueuse, s'étend d'avant en arrière sur la ligne médiane.[125]

Proéminence ovale, la papille incisive se situe à l'extrémité antérieure du raphé et recouvre la fosse incisive à l'ouverture orale du canal incisif. Elle marque également la position du canal nasopalatin du fœtus. Des crêtes ou des rugosités transversales irrégulières, contenant chacune un noyau de tissu conjonctif dense, rayonnent vers l'extérieur à partir du raphé palatin dans la moitié antérieure du palais dur.[125]

La sous-muqueuse de la moitié postérieure du palais dur contient des glandes salivaires mineures de type muqueux. Ces glandes sécrètent à travers de nombreux petits canaux, bien que bilatéralement un canal plus large collectant plusieurs de ces glandes s'ouvre souvent au niveau des foveae palatines jumelées. Ces dépressions, parfois profondes de quelques millimètres, flanquent le raphé médian au bord postérieur du palais dur.[125]

La surface supérieure du palais dur constitue le plancher de la cavité nasale et est recouverte d'un épithélium respiratoire cilié. [125]

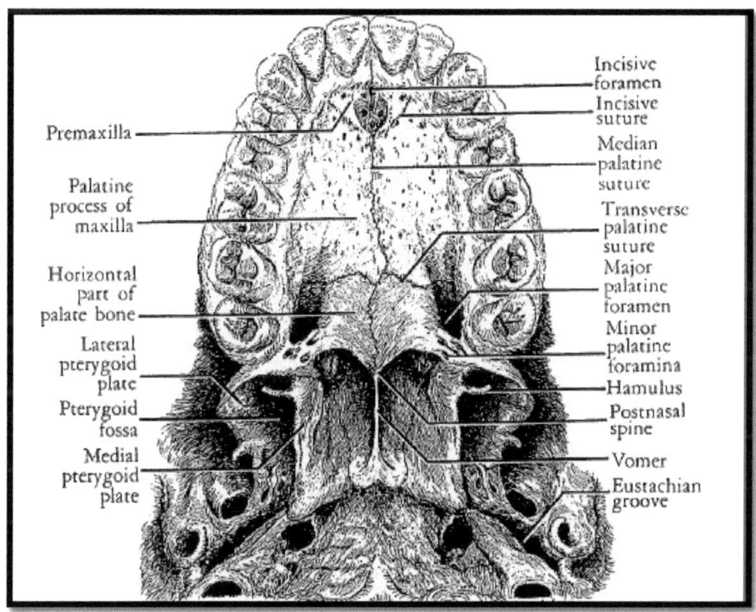

Figure 20 : Anatomie du palais

Source : Gray, Henry. Anatomie du corps humain. Philadelphie : Lea & Febiger, 1918 ; Bartleby.com, 2000. www.bartleby.com/107/. [6/5/15].[125]

59

Alimentation sanguine et nerveuse du palais

Le palais est principalement irrigué par la GPA, une branche de la troisième partie de l'artère maxillaire. L'APG descend avec son nerf accompagnateur dans le canal palatin, où elle donne deux ou trois artères palatines inférieures qui sont transmises par les canaux palatins inférieurs pour alimenter le palais mou et l'amygdale, et s'anastomosent avec la branche palatine ascendante de l'artère faciale. L'AMP émerge sur la surface orale du palais au niveau du grand foramen palatin et se dirige dans un sillon incurvé près du bord alvéolaire du palais dur jusqu'au canal incisif. Elle remonte ce canal et s'anastomose avec les branches septales de l'artère nasopalatine pour alimenter la gencive, les glandes palatines et la muqueuse. Les veines du palais dur accompagnent les artères et se drainent en grande partie vers le plexus ptérygoïde.[125]

La branche terminale de l'APG s'étend jusqu'au foramen incisif, où elle passe en haut du canal incisif sur le septum nasal dans la région de Kiesselbach. Dans cette région palatine antérieure, l'artère s'abaisse vers l'intérieur, ce qui diminue la distance entre l'artère et la JCE des dents antérieures.[r]

Le palais dur est innervé par des branches du nerf maxillaire, qui passent initialement par le ganglion ptérygopalatin. Le nerf grand palatin descend à travers le foramen grand palatin avec son artère compagnon, et se dirige antéromédialement pour alimenter la muqueuse du palais dur postérieur. Le nerf nasopalatin descend à travers le foramen incisif pour alimenter les parties les plus antérieures du palais dur **(Figure 21)**.[125]

Les fibres afférentes des papilles gustatives voyagent avec le nerf grand palatin jusqu'au ganglion ptérygoïdien, où elles partent avec le nerf du canal ptérygoïdien et continuent avec le nerf grand pétrosal jusqu'au ganglion facial. Les fibres sécrétomotrices des glandes salivaires du palais dur postérieur ont leur corps cellulaire dans le ganglion ptérygopalatin et se déplacent vers le palais dur avec le nerf grand palatin **(Figure 22)**.[125]

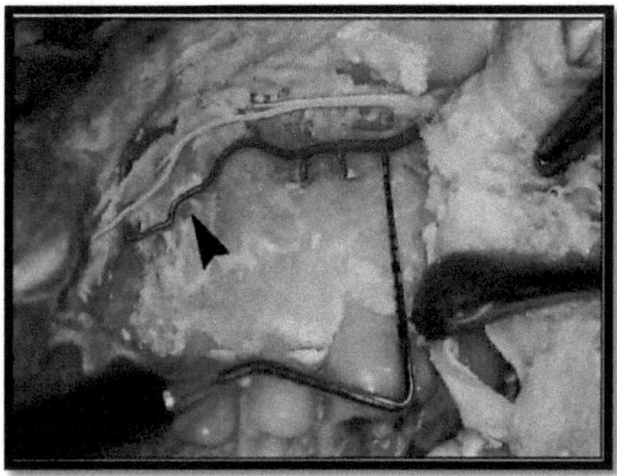

(A) La fermeture du faisceau neurovasculaire aux CEJs commençant approximativement à l'angle de la ligne distoplalatale de la canine.

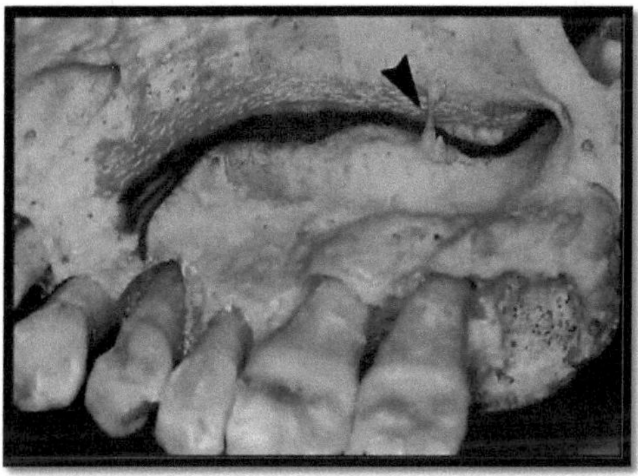

(B) Fil coloré placé dans le sillon palatin qui abrite les nerfs et vaisseaux palatins supérieurs et inférieurs.

Figure 21 : Considération neurovasculaire du palais

Source : Reiser GM, Bruno JF, Mahan PE, Larkin LH. Le site donneur palatin de la greffe de tissu conjonctif sous-épithélial : Anatomic considerations for surgeons. Int J Periodontics Restorative Dent 1996;16:130-7.[122]

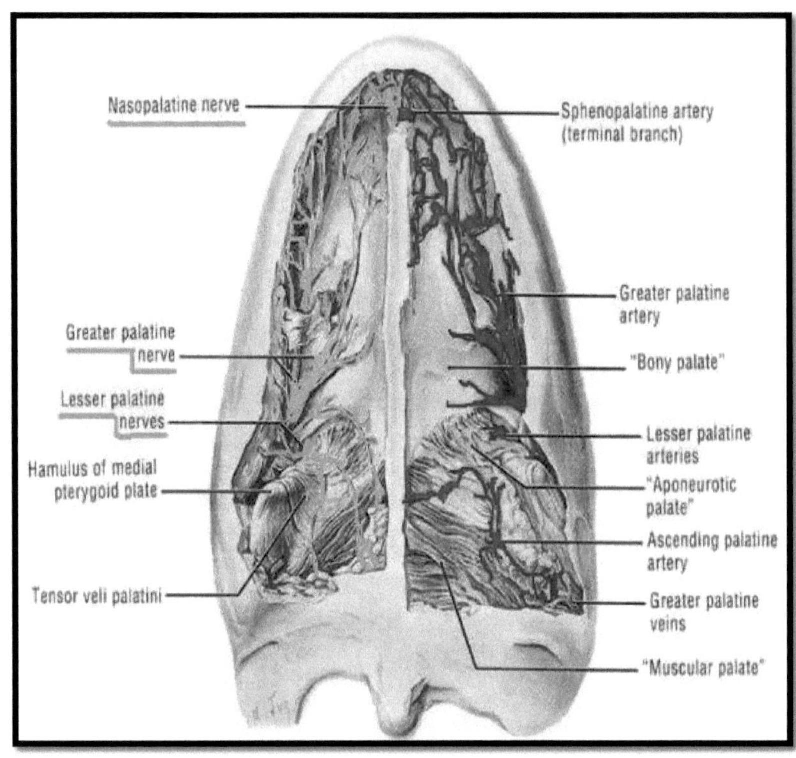

Figure 22 : Alimentation sanguine et nerveuse du palais

Source : Gray, Henry. Anatomie du corps humain. Philadelphie : Lea & Febiger, 1918 ; Bartleby.com, 2000. www.bartleby.com/107/. [6/5/15].[125]

Variations et considérations anatomiques du palais

La voûte palatine peut varier en hauteur et peut être classée en voûte palatine haute (en forme de U), moyenne (en forme de carré) et peu profonde (en forme de V). La hauteur, la longueur et l'épaisseur du tissu du donneur qui peut être obtenu varient en fonction des différentes dimensions anatomiques de la voûte palatine. La plus grande hauteur (dimension inférieure-supérieure) se trouve dans la voûte palatine haute. La plus grande longueur (dimension antérieure-postérieure) se trouve dans un palais large. Le tissu le plus épais se trouve dans la zone comprise entre l'angle de la ligne mésiale de la racine palatine de la première molaire et l'angle de la ligne distale de la canine (**figure 23**). Un processus alvéolaire épais et/ou une exostose sont souvent rencontrés dans la région molaire, ce qui limite la longueur et l'épaisseur du tissu qui peut être obtenu. Il est important de déterminer l'épaisseur du tissu du donneur par des sondages à l'aiguille après l'administration d'une anesthésie locale.[122]

Considérations neurovasculaires

Le faisceau neurovasculaire peut être situé de 7 à 17 mm de la CJE des prémolaires et des molaires maxillaires (**Figure 24**). Le sillon osseux doit être palpé avant de pratiquer l'incision initiale pour le prélèvement du greffon sur le palais.

Le sillon peut être palpé dans sa partie la plus postérieure, ce qui détermine le positionnement apical (supérieur) maximal de l'incision, afin d'éviter la violation du faisceau neurovasculaire. Une ligne tracée par un marqueur indélébile sur la surface des tissus mous du palais dur peut servir de référence pour le prélèvement du tissu donneur.

Lorsque la voûte palatine est haute (en forme de U), les structures seront situées à une plus grande distance de la CJE (17 mm) (**figure 24 A**) ; dans une voûte palatine moyenne, elles sont situées en moyenne à (12 mm). Le prélèvement du tissu du donneur dans la région prémolaire du palais haut et moyen (**figures 24 A, B**) offre une plus grande marge de sécurité que le prélèvement dans la voûte palatine peu profonde (plate) (7 mm) (**figure 23 C**) en ce qui concerne les structures neurovasculaires.

Lorsque la voûte palatine est peu profonde (plate), les structures neurovasculaires seront situées plus près de la JCE (**Figure 24 C**). La hauteur moyenne de la voûte palatine (la distance la plus courte entre la ligne médiane des palais dur et mou et les JEC des premières molaires) chez un homme adulte est de 14,90. [122]

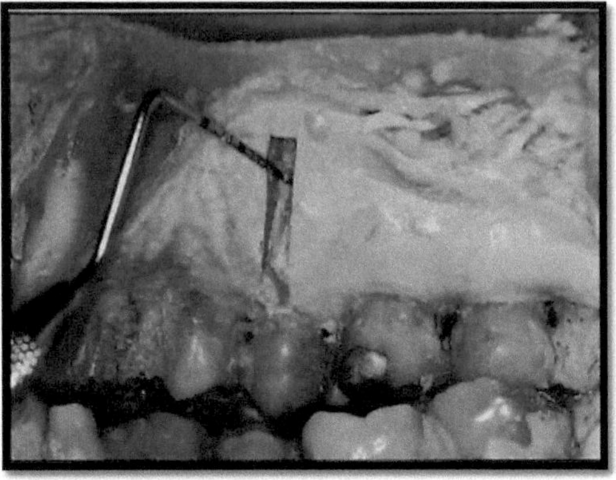

(A) 5 mm de profondeur de tissu dans la région prémolaire d'un cadavre

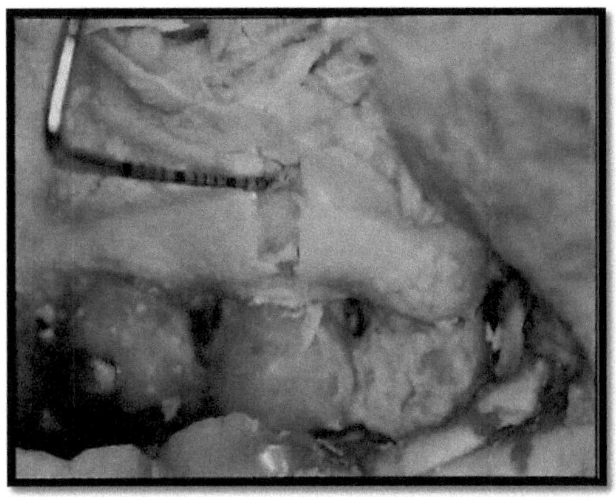

(B) 3 mm de profondeur de tissu dans la région molaire d'un cadavre.

Figure 23 : Épaisseur du tissu palatin.

Source : Reiser GM, Bruno JF, Mahan PE, Larkin LH. Le site donneur palatin de la greffe de tissu conjonctif sous-épithélial : Anatomic considerations for surgeons. Int J Periodontics Restorative Dent 1996;16:130-7.[122]

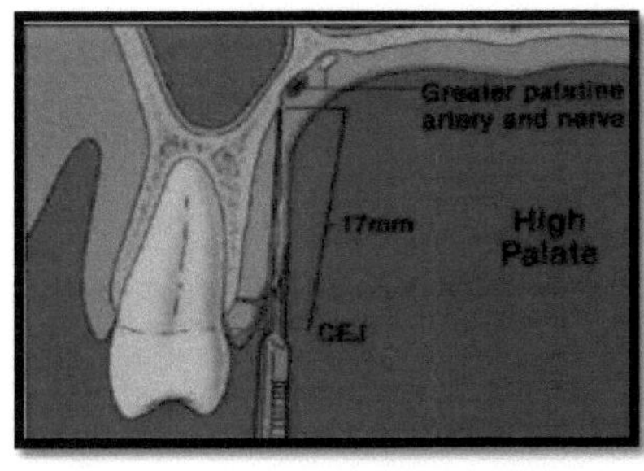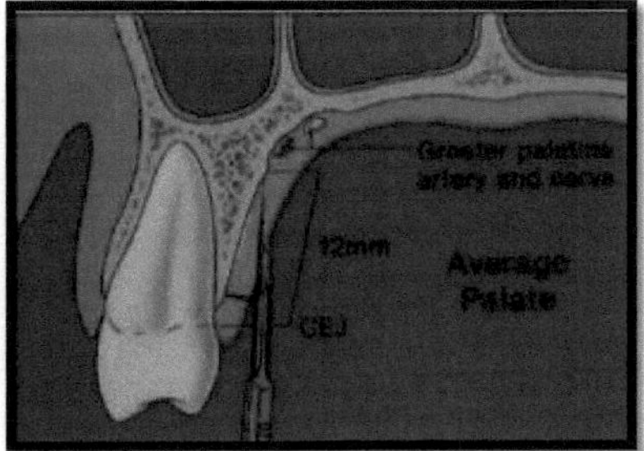

(A) Voûte palatine haute (B) Voûte palatine moyenne

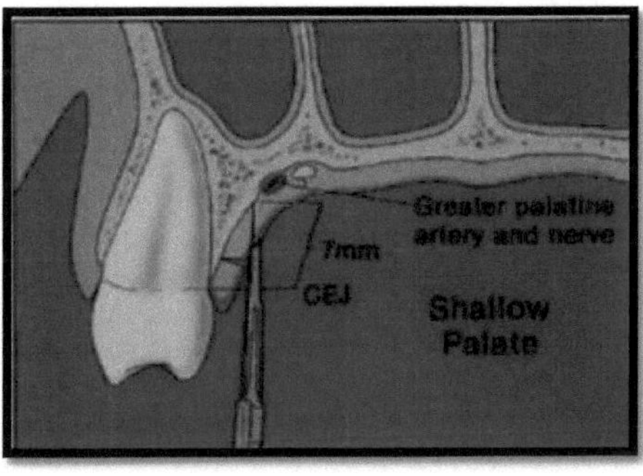

(C) Voûte palatine peu profonde

Figure 24 : Le faisceau neurovasculaire dans différentes voûtes palatines

Source :   Reiser GM, Bruno JF, Mahan PE, Larkin LH. Le site donneur palatin de la greffe de tissu conjonctif sous-épithélial : Anatomic considerations for surgeons. Int J Periodontics Restorative Dent 1996;16:130-7.[122]

mm, avec un écart-type de 2,93 mm. La taille moyenne d'une femme adulte est de 12,70 mm, avec un écart type de 2,45 mm.

Le nerf GPA, lorsqu'il sort des foramina GP, traverse de façon superioantérieure la première molaire maxillaire vers la région antérieure et arrive près du bord gingival dans la région de la canine **(Figure 21 A, B)**. Il faut toujours veiller à ne pas violer le faisceau neurovasculaire lors du prélèvement du tissu donneur, mais il faut être extrêmement prudent lorsque le palais est peu profond.

Par conséquent, il est recommandé de limiter l'étendue antérieure de la chirurgie du site donneur à l'angle de la ligne distale de la canine pour éviter d'endommager l'AMP et le nerf, ce qui pourrait provoquer des saignements post-chirurgicaux et une paresthésie ou une anesthésie.[122]

Les conditions requises pour la greffe :

Préparation du tissu du donneur - La sélection du site et l'épaisseur du tissu du donneur varient en fonction des préférences de l'opérateur et de l'objectif et de la fonction prévus du tissu à greffer.[93]

Epaisseur du greffon : Sullvian et **Atkins**[74] ont classé les greffes en greffes d'épaisseur totale et partielle. Les greffons d'épaisseur totale sont constitués de la totalité de la lamina propria et ont une épaisseur supérieure à 1,25 mm, tandis que les greffons d'épaisseur partielle ne sont constitués que d'une partie de la lamina propria. En fonction de l'épaisseur des greffons, les greffons d'épaisseur partielle sont classés en greffons fins (< 0,5 mm), intermédiaires (0,5 mm-0,75 mm) et épais (0,75 mm-1,25 mm).[93]

L'épaisseur du greffon détermine son comportement pendant la cicatrisation ainsi que ses caractéristiques ultimes. Si une partie du greffon est trop fine (un greffon sans lamina propria originale), elle se détachera et sera remplacée par un tissu adjacent contagieux. Les greffons gingivaux subissent moins de contraction primaire. **Davis** et **Kitlowski**[126] affirment que la contraction primaire provoque l'effondrement des vaisseaux du tissu, ce qui retarde la revascularisation du greffon. La contraction secondaire est causée par la cicatrisation du tissu qui unit le greffon à sa base. L'effet de la cicatrisation dépend de la rigidité du lit receveur et de l'épaisseur de la lamina propria du greffon. Un greffon épais sur un lit rigide offre une résistance maximale à la cicatrisation et subit donc peu de contraction. L'épaisseur de la lamina propria du greffon est donc directement liée à la capacité du greffon à résister aux contraintes masticatoires.[93]

La survie du greffon est liée à son épaisseur. Ceci est dû à la réception de la nutrition dans les différentes parties du corps.

composant tissulaire. Ainsi, la survie du greffon est améliorée en diminuant la quantité de lamina propria dans le greffon. Par conséquent, plus le greffon est fin, plus il peut être maintenu par diffusion et plus il est facile à vasculariser. [93]

Pour maintenir la viabilité, un lit tissulaire doit être capable de former rapidement un tissu de granulation qui a le potentiel d'une excroissance capillaire pour vasculariser le greffon. Jusqu'à ce que le sang de l'hôte

Obtention du tissu de la greffe : Les greffons plus épais (0,75-1,25) sont utilisés pour les procédures de couverture radiculaire car ils sont suffisamment épais pour se maintenir sur les surfaces radiculaires avasculaires tout en s'amincissant sans se fendre jusqu'à ce que la diffusion plasmatique puisse être efficace, mais ils présentent une proportion excessive de tissu graisseux et glandulaire. Les greffons contenant une plus grande proportion de tissu graisseux et glandulaire présentent un rétrécissement plus important avec une circulation plasmatique réduite et peuvent être plus facilement comprimés par le lambeau sus-jacent par rapport aux lambeaux contenant uniquement du tissu conjonctif fibreux.[94] (**Figure 25**)[94]

Classification des incisions pour le prélèvement de greffons palatins

Les techniques utilisées pour prélever les SECTG diffèrent par le nombre et le type d'incisions de surface, les moyens d'accéder au greffon et la conception des lambeaux. La conception du lambeau dépend de la quantité et de la qualité des tissus de la muqueuse masticatoire et de leur vascularisation ; par conséquent, la conception du lambeau représente un tissu tridimensionnel dans lequel le lit de la plaie et le tissu du lambeau sont indépendants. La technique choisie pour la procédure SECTG dépend de divers paramètres, tels que l'objectif de la procédure, la morbidité attendue, les limitations anatomiques existantes et l'expertise du chirurgien.[121] **Liu & Weisgold**[127] ont proposé une classification pour le prélèvement de greffons sur le palais, basée sur :

1. La taille du greffon requise par le site receveur[127]

2. L'anatomie de la voûte palatine, qui est divisée en haute, moyenne et basse.[127]

3. La possibilité d'une exostose[127]

4. Cicatrisation de la plaie à partir du site donneur (cicatrisation d'intention primaire ou secondaire)[127]

5. Alimentation en sang du lambeau sus-jacent [127]

6. Malaise postopératoire[127]

7. Si les sutures, les stents, ou l'âge hémostatique[127]

8. Visibilité de la procédure[127]

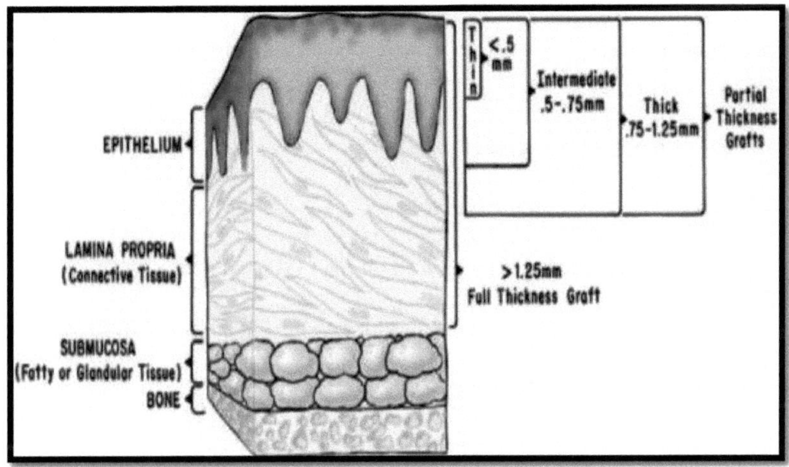

Figure 25 : Greffes de tissus mous de différentes épaisseurs, partielles et totales.

Source : Cohen ES. La reconstruction gingivale cosmétique. Dans : Lea, Febiger, éditeurs. Atlas of cosmetic and reconstructive periodontal surgery, 3rd edn. Hamilton. BC Decker ; 2007.p.45-85.[94]

Cette classification permettra de déterminer le modèle d'incision/de lambeau le plus efficace pour prélever le tissu du donneur. Le modèle d'incision proposé par **Liu et Weisgold est le** suivant.[127]

Classification de Liu et Weisgold (Figure 26)

- **Classe I : Une ligne d'incision (Fig 26 A, Fig 26 B)**

- **Classe II : Deux lignes d'incision** (forme en L) **(Fig 26 C, Fig 26 D)**

- **Classe III** : **Trois lignes d'incision** (forme en U) **(Fig 26 E, Fig 26 F)**

Sous-classification (incision horizontale) (Figure 27)

- **Type A :** Une incision horizontale **(Fig 27 A)**

- **Type B :** Deux incisions horizontales **(Fig 27 B)**

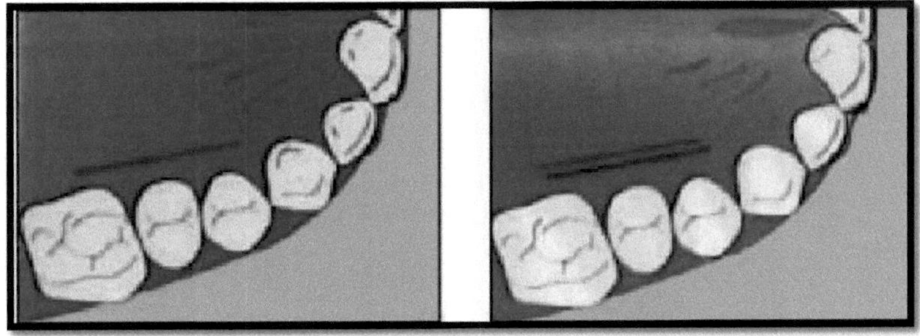

A : Modèle d'incision de classe I de type A B : Modèle d'incision de classe II de type B

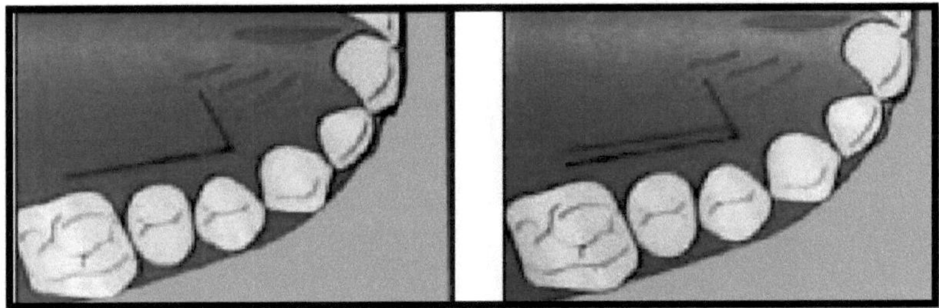

C : Modèle d'incision de classe II de type A D : Incision de classe II de type A

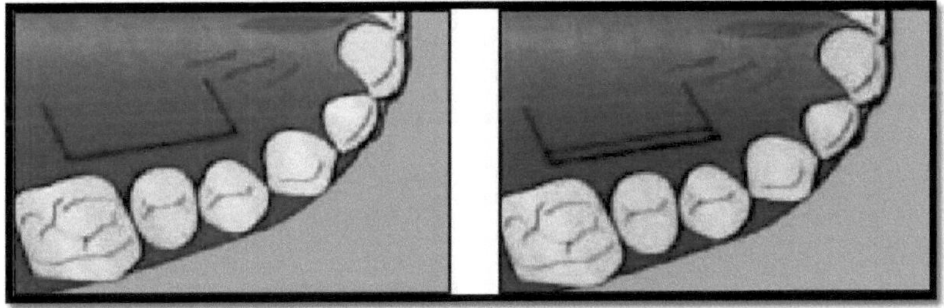

E : Incision de classe III type A F : Incision de classe III type B

Figure 26 : Classification de Liu et Weisgold

Source : Liu CL, Weisgold AS. Greffe de tissu conjonctif : A classification for incision design from the palatal site and clinical case reports. Int J Periodontics Restorative Dent. 2002;22:373-9.[127]

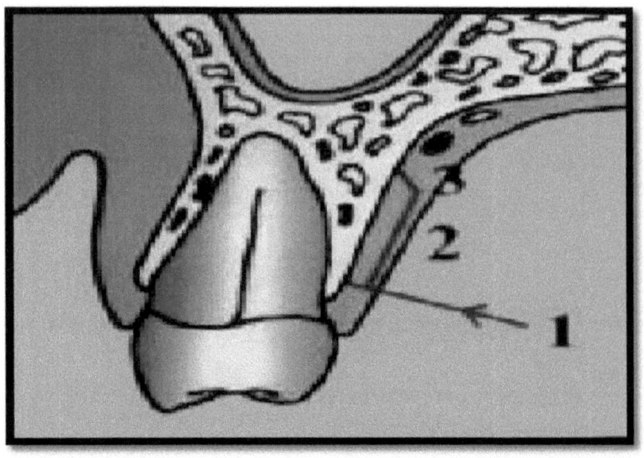

Conception de l'incision de type A de la sous-classe

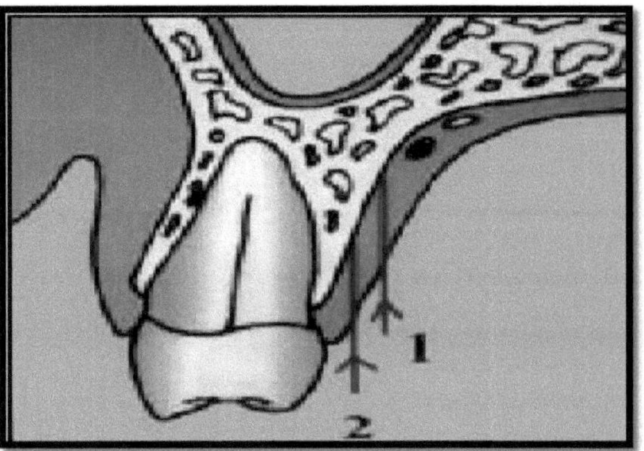

Conception de l'incision de type B de la sous-classe

Figure 27 : Sous-classification de la classification de Liu et Weisgold

Source : Liu CL, Weisgold AS. Greffe de tissu conjonctif : A classification for incision design from the palatal site and clinical case reports. Int J Periodontics Restorative Dent. 2002;22:373-9.[127]

Différentes techniques de récolte de SECTG à partir du palais

Edel[22] **(1974) a** été le premier à décrire la technique de la trappe dans laquelle un greffon était prélevé sur le palais pour augmenter la largeur de la gencive attachée.

En **1980, 1982, Langer et Calagna**[23] ont décrit une technique d'obtention du SECTG pour l'augmentation de la crête et ont également décrit une technique de couverture des racines exposées. Plus tard, **Langer et Langer**[24] **en 1985** ont introduit le SECTG avec un design rectangulaire pour améliorer la prévisibilité de la couverture des racines pour les dents avec récession gingivale, similaire à la technique de **Langer et Calagna**[23] dans laquelle ils ont fait une incision horizontale en biseau à 5-6 mm apical du bord gingival libre laissant une couche de tissu conjonctif sur l'os. Une deuxième incision parallèle a ensuite été pratiquée à 1-2 mm plus coronale que l'incision initiale et à au moins un mm du bord gingival libre. Cette dernière incision a été biseautée apicalement vers l'os **(Figure 28A).** L'os palatin est incisé pour permettre à l'opérateur de retirer le coin de tissu conjonctif. Des incisions verticales peuvent être réalisées de part et d'autre des incisions horizontales, ce qui facilitera encore le retrait du greffon de tissu conjonctif et aidera à la fermeture de la plaie **(Figure 28 B).** Le tissu conjonctif et l'épithélium entre les deux incisions horizontales sont excisés et tout le tissu adipeux est retiré. En outre, la bande d'épithélium prélevée avec le tissu conjonctif du donneur peut rester sur la partie qui recouvrira la racine dénudée. La différence entre la technique de **Langer et Calagna**[23] et celle de **Langer et Langer**[24] est que la bande d'épithélium est soigneusement pelée et retirée du matériau du donneur dans la première technique et qu'elle est conservée dans la seconde.

Cette technique est utilisée comme une adaptation du SECTG combinant les caractéristiques du pédicule et de la greffe gingivale libre. Elle présente l'avantage d'un mélange de couleur plus proche du greffon avec les tissus adjacents en évitant la cicatrisation "keloïd". Les indications de cette technique sont les suivantes :[24]

- Site donneur inadéquat pour un lambeau coulissant horizontal

- Récession gingivale large isolée

- Expositions multiples des racines

- Expositions multiples des racines en combinaison avec une gencive attachée minimale.

- Récession adjacente à une zone édentée qui nécessite également une augmentation de la crête.

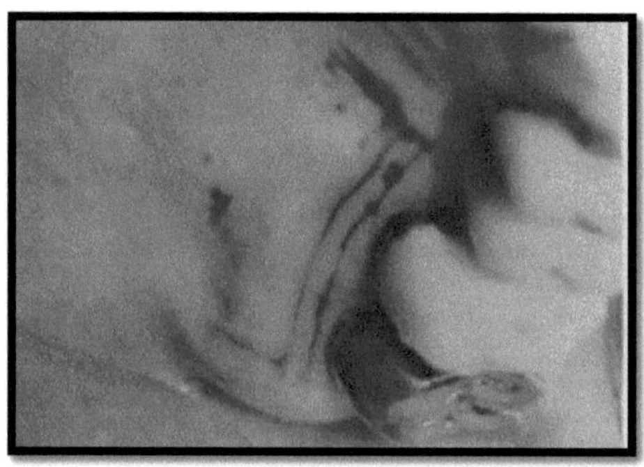

A

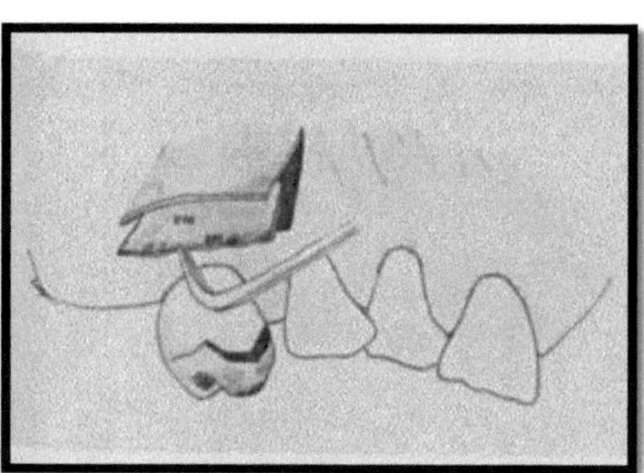

B

Figure 28 : Technique de Langer et Langer de récolte palatine

Source : Langer B, Langer L. Subepithelial connective tissue graft technique for root coverage J Periodontol 1985;56:715-20.[24]

Raetzke (1985)[31] a introduit une nouvelle méthode qui est appliquée dans les cas de récession parodontale localisée. Grâce à une incision de saignée d'épaisseur partielle, une "**enveloppe**" est créée dans le tissu autour de la surface de la racine dénudée de la région prémolaire ou molaire du palais, près des dents. Deux incisions sont pratiquées à 1 ou 2 mm l'une de l'autre, dans le sens antérieur ou postérieur, et leur longueur doit être égale ou double de la largeur de la zone de récession. Elles sont menées jusqu'à la profondeur de la muqueuse palatine, où elles convergent juste avant l'os. Un coin de tissu du donneur avec sa petite bande d'épithélium est excisé. Au niveau du site donneur, les bords de la plaie sont adaptés par des sutures (**Figure 29 A à 29 C**).[31]

Les indications de la technique de l'enveloppe sont les suivantes

- Zones localisées présentant un manque de gencive kératinisée et attachée, où l'inflammation ne peut être contrôlée de façon permanente par les seules mesures d'hygiène buccale normales.[31]

- Zones localisées de récession avec ou sans restes suffisants de gencive kératinisée et attachée.[31]

- Zones de récession à côté des bords de la couronne, causant un problème esthétique[31] .

La procédure d'enveloppe ne peut pas être utilisée chez les patients présentant une récession parodontale plus généralisée car la disponibilité du tissu donneur provenant du palais est limitée.

Harris (1992)[128] a proposé une technique dans laquelle le greffon CTG est obtenu par deux méthodes différentes : les incisions parallèles et le couteau à greffer. Dans les deux méthodes, après avoir obtenu une anesthésie, la zone donneuse a été sondée avec une sonde parodontale pour s'assurer qu'il y avait au moins 3 mm d'épaisseur de tissu mou.[128]

Incisions parallèles

La zone donneuse proposée doit avoir au moins 3 mm d'épaisseur de tissu mou et être mesurée à l'aide d'une sonde parodontale. Ensuite, à l'aide d'un bistouri à lames parallèles spécialement conçu (**Harris Double Blade Graft Knife, H & H**), deux incisions parallèles profondes ont été pratiquées dans le palais, à au moins 2 mm de la marge gingivale. **L'objectif** de ces incisions était de couper en deux la distance entre l'épithélium de surface et l'os du palais, tout en restant à une distance de 1 à 1,5 mm l'une de l'autre, et de les prolonger de 10 à 12 mm dans le palais. La dimension mésiale-distale a été étendue pour obtenir un morceau de tissu entre les incisions parallèles adéquates.

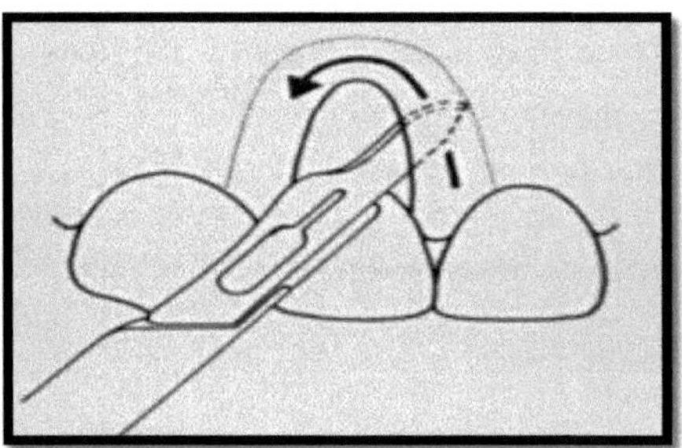

A : Incision sous-jacente d'épaisseur partielle créant une "enveloppe".

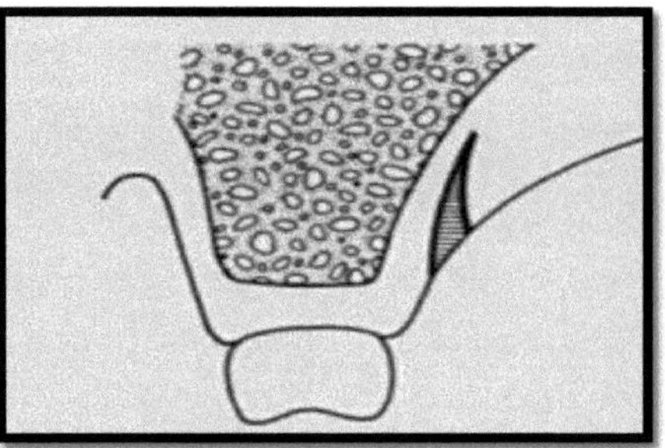

B : Vue sagittale des incisions palatines

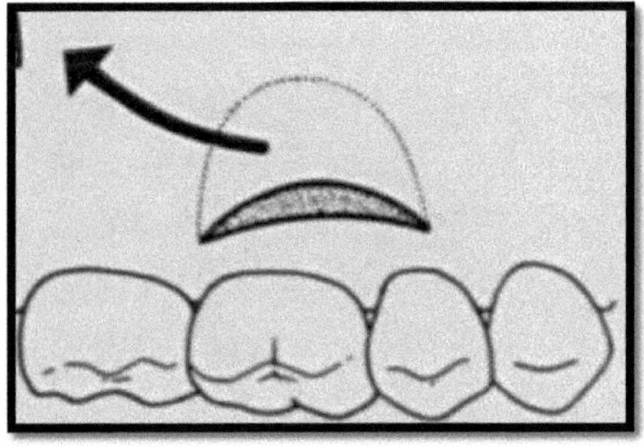

C : Le coin de tissu conjonctif est retiré

Figure 29 : Technique de Raetzke pour le prélèvement palatin

Source : Raetzke PB. Recouvrement de zones localisées d'exposition radiculaire par la technique de l'enveloppe. J Periodontol 1985;56:397-402.[31]

couvrir le site receveur. Des incisions de libération verticales ont été utilisées, si nécessaire, pour permettre un meilleur accès lors du retrait du greffon. Le greffon a été retiré en incisant les bords médial, mésial et distal entre les incisions parallèles.[128]

Le morceau de tissu d'épaisseur uniforme obtenu était composé principalement de tissu conjonctif, avec une bordure épithéliale. Cet épithélium a ensuite été retiré et jeté. Une pression a ensuite été appliquée, avec une gaze humide, sur la zone donneuse.[128]

Méthode du couteau FGG

Un couteau pour greffe gingivale libre (Unigraft Knife, Ace Surgical Supplies) a été assemblé avec le sabot de coupe inversé de façon à ce que le sabot de coupe coupe dans le sens de la poussée. Il a ensuite été utilisé pour élever un lambeau d'épaisseur variable en poussant le couteau, sous contrôle, en direction distale sur le palais. Ce volet en forme de trappe a été rétracté distalement pour permettre l'accès au tissu conjonctif situé en dessous. Le couteau a ensuite été assemblé de manière conventionnelle pour permettre une découpe dans un mouvement de traction. En partant du bord distal du rabat de la trappe, le couteau a été utilisé pour soulever un rabat de tissu conjonctif. Ce lambeau secondaire a été incisé au niveau du bord mésial et ce tissu donneur sera le greffon CTG (**Figure 30 A à D**).[128]

Bruno (1994)[129] a décrit la technique de la double incision comme l'une des modifications de la technique de **Langer et Langer**. Cette technique consiste en deux incisions dont la première sur le palais est faite perpendiculairement à l'axe long des dents, approximativement 2 à 3 mm apical au bord gingival des dents maxillaires. La longueur mésiodistale de l'incision est déterminée par la longueur du greffon nécessaire pour le site receveur. La deuxième incision est pratiquée parallèlement au grand axe des dents, à 1 ou 2 mm de la première incision, selon l'épaisseur du greffon nécessaire. Un petit élévateur périostique est utilisé pour soulever une greffe de tissu conjonctif périostique de pleine épaisseur. Le tissu donneur est retiré du palais de manière aussi atraumatique que possible, comme le montrent les **figures 31 A à 31 C.**

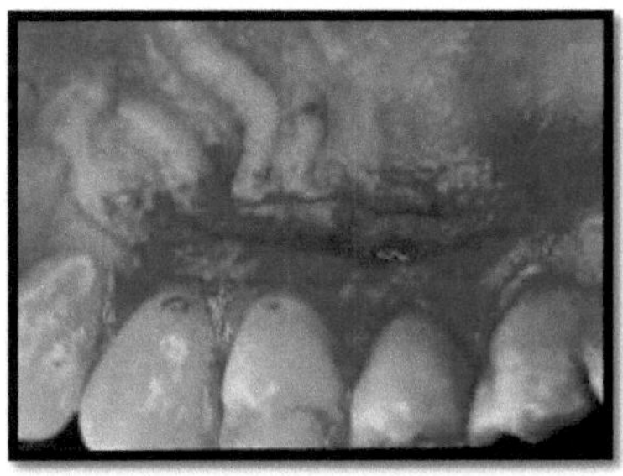

A : Incisions parallèles réalisées à l'aide d'un scalpel à double lame.

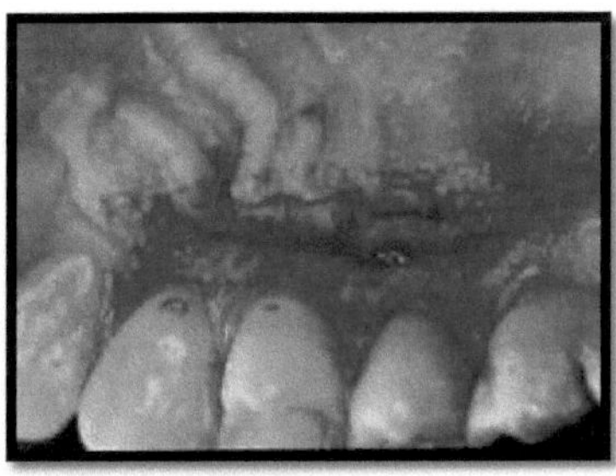

B:Prélèvement du CTG sur le site du donneur (technique d'incision parallèle)

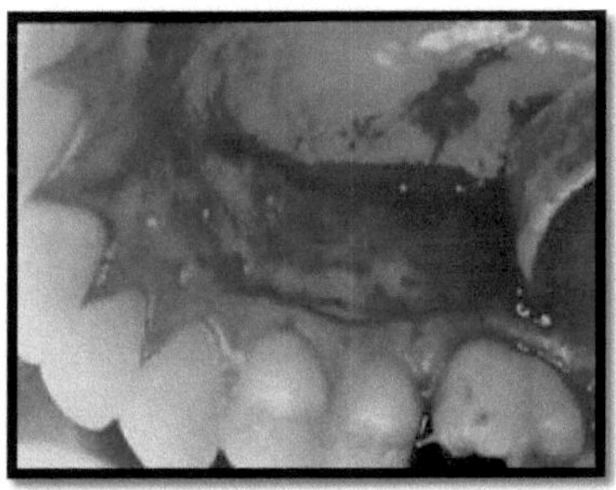

C : Rabat de la porte de piégeage rétracté distalement par le couteau FGG.

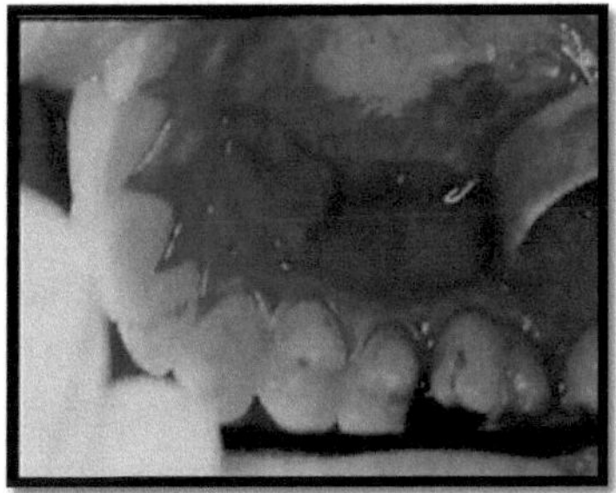

D:CTG élevé (technique du couteau FGG)

Figure 30 : Techniques de Harris pour la récolte du CTG.

Source : Harris RJ. Une comparaison de deux techniques pour obtenir une greffe de tissu conjonctif à partir du palais. Int J Periodontics Restorative Dent 1997;17:260-71.[128]

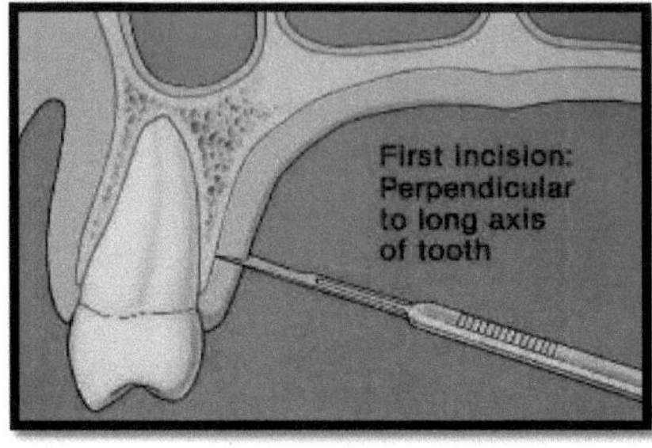

A : La première incision est pratiquée à environ 2 à 3 mm de la partie apicale de la gencive.

les bords des dents

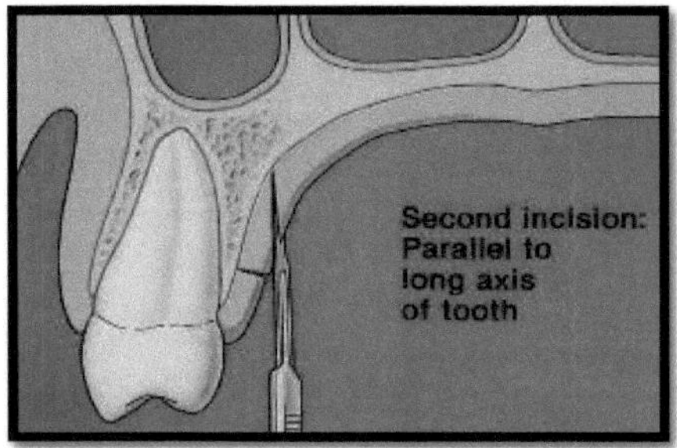

B : La deuxième incision au site donneur est faite 1 à 2 mm apical de la première incision.

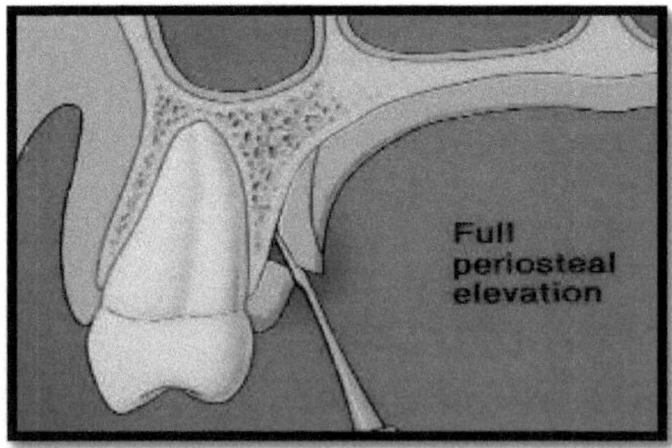

C : L'élévateur périostique est utilisé pour soulever un lambeau de tissu conjonctif de pleine épaisseur.

Figure 31 : Technique de Bruno pour le prélèvement de CTG

Source : Bruno JF. Technique de greffe de tissu conjonctif assurant une large couverture radiculaire. Int J Periodontics Restorative Dent. 1994;14:126-37.[129]

Hurzeler et Weng (1999)[39] ont décrit une **technique à une seule incision** pour prélever des greffons CTG sans bande d'épithélium kératinisé. Une seule incision horizontale est pratiquée sur le palais, à 2 mm de la gencive marginale. La lame est d'abord inclinée à 90 degrés, puis à 135 degrés et une préparation de saignée vers la médiane est amorcée dans la première incision **(Figure 32 A)**. L'angle est ensuite aplati le long de la ligne d'incision jusqu'à ce que la lame atteigne une position presque parallèle à la surface de l'os. Le lambeau muqueux d'épaisseur uniforme de 1 à 1,5 mm est réfléchi sans élever le tissu tout en coupant avec la lame. Cette opération est poursuivie jusqu'à ce que la zone minée atteigne la taille du greffon **(Figure 32 B)**. Le CTG sous-jacent est séparé du tissu conjonctif environnant en faisant des incisions dans l'os sur les côtés mésial, distal et médial du greffon **(Figure 32 C)**. Dans les deux méthodes, le greffon est inspecté et taillé, si nécessaire. Le but de cette technique était d'enlever le plus d'épithélium possible cliniquement.

Cette technique de prélèvement CTG permet d'obtenir des greffons qui conviennent à toutes les indications immergées et non immergées et présentent de nombreux avantages, comme suit :[39]

- Une seule incision est nécessaire, parallèle à la marge gingivale.
- Alimentation sanguine non compromise pour le lambeau sus-jacent.
- Le nombre de sutures nécessaires est réduit
- Aucun stent ou agent hémostatique postopératoire n'est nécessaire.

Lorenzana et Allen (2000)[40] ont décrit la modification de la technique de Bruno dans laquelle une seule incision est pratiquée dans l'os dans le sens horizontal à environ 2 à 3 mm apical du bord gingival des dents maxillaires **(Figure 33 A,B)**. La longueur de l'incision est déterminée par les dimensions du greffon requis, ainsi que par l'extension pour l'élévation et le retrait du tissu donneur. Une dissection d'épaisseur partielle est ensuite effectuée à l'intérieur de l'incision unique, aussi loin que nécessaire vers l'apical, en laissant une épaisseur adéquate du lambeau palatin intact afin de minimiser le risque de desquamation du tissu sus-jacent **(Figure 33 C, D)**. Après avoir soulevé le CTG du palais, il faut manipuler soigneusement le greffon à l'aide d'une pince à suture de Corn (Hu-Friedy) ou d'une autre pince à tissu délicate pour éviter la compression ou la déchirure du greffon.

Les avantages de cette technique sont la fermeture primaire et la cicatrisation accélérée de la plaie palatine, la diminution des complications postopératoires avec une couverture radiculaire et une esthétique prévisibles.

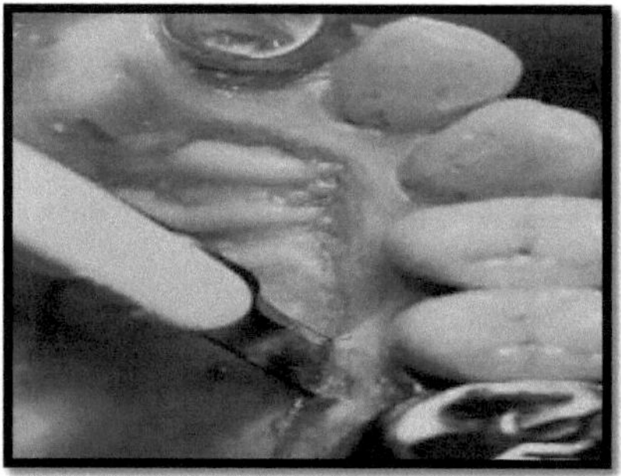

A : L'incision est faite à un angle de 90 degrés par rapport à l'os. à 2 mm de la marge gingivale

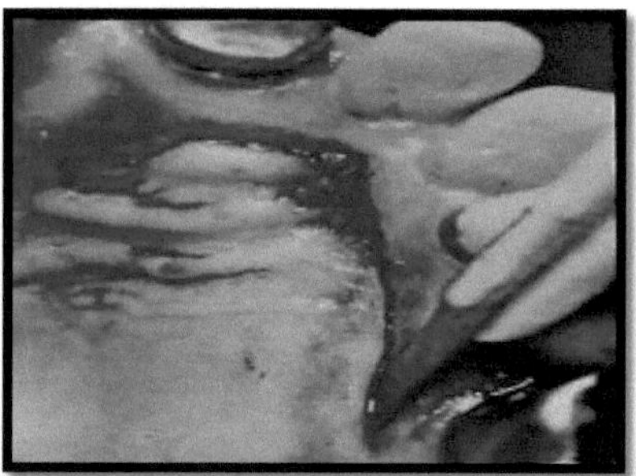

B : L'angle d'incision est modifié à 135 degrés et la préparation du décollement est commencée vers la partie médiane.

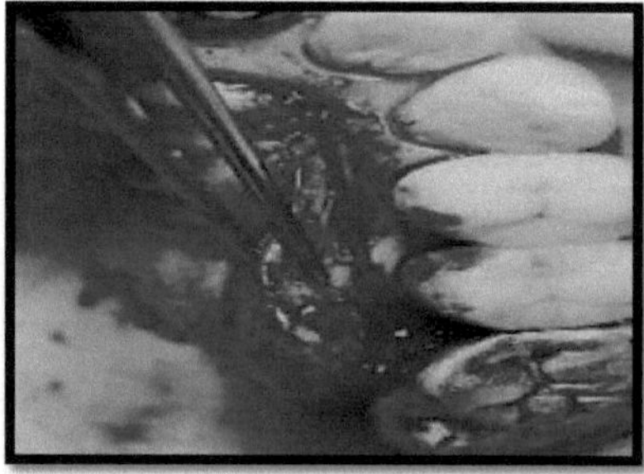

C : Le greffon est retiré après avoir incisé les bords mésial, distal et médial.

Source : Hürzeler MB, Weng D. A single-incision technique to harvest subepithelial connective tissue grafts from the palate. Int J Periodontics Restorative Dent 1999;19:279-87.[39]

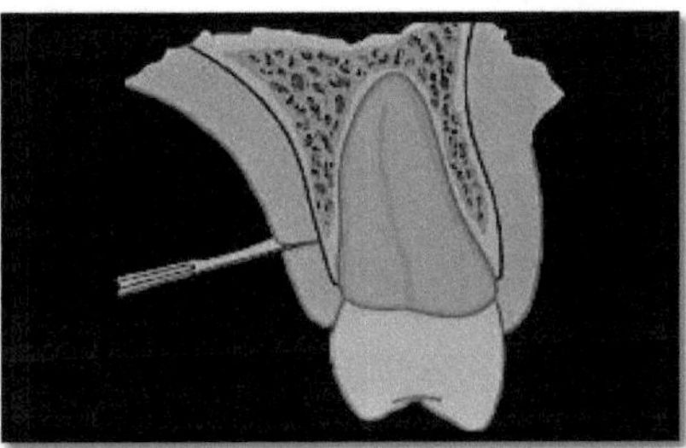

A : L'incision initiale est faite perpendiculairement à la surface du tissu.

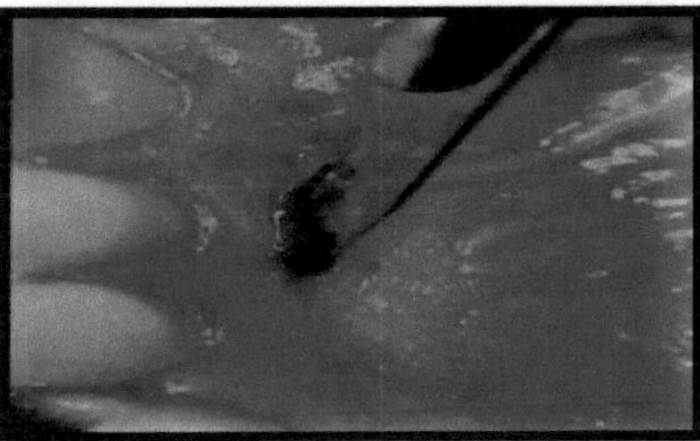

B : Incision palatine simple

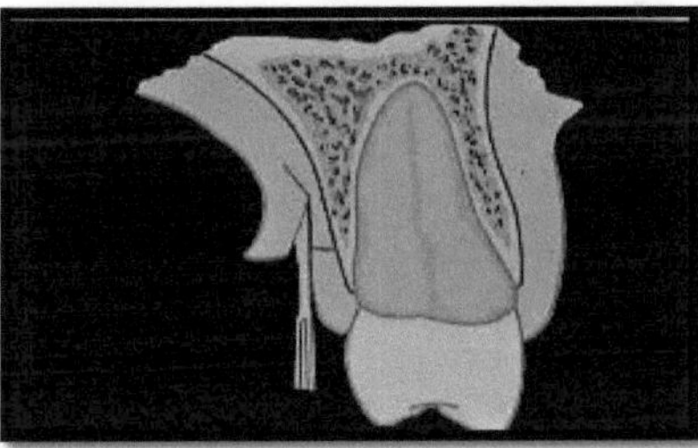

C : La dissection en deux parties est effectuée parallèlement à l'axe longitudinal des dents.

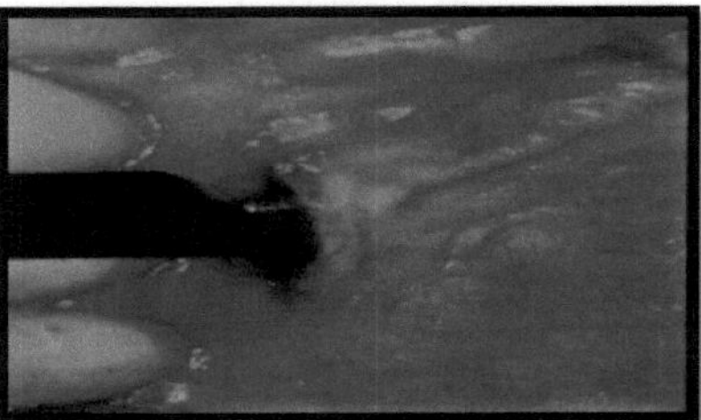

D : Dissection de l'épaisseur de la peau

Figure 33 : Technique de Lorenzana et Allen

Source : Lorenzana ER, Allen EP. La technique de prélèvement palatin en une seule incision : Une stratégie pour l'esthétique et le confort du patient. Int J Periodontics Restorative Dent 2000;20:297-305.[40]

Zuchelli et al (2003)[9] a traité les défauts de récession en utilisant une **technique chirurgicale bilaminaire (greffe de tissu conjonctif recouverte d'un flap avancé coronairement)**. Il a comparé une technique bilaminaire traditionnelle avec une procédure bilaminaire modifiée. Dans la première technique, le CTG a été prélevé sur le palais avec l'approche "trappe" où comme en présence de conditions anatomiques palatines défavorables, un greffon épithélialisé a été prélevé et il a ensuite été désépithélialisé au moyen d'une lame. La longueur mésio-distale du greffon était supérieure de 6 mm à la largeur de la récession mesurée au niveau de la CEJ. Dans l'approche modifiée, la dimension apico-coronale du greffon était maintenue égale à la profondeur de la déhiscence osseuse. L'épaisseur du greffon, mesurée, était inférieure à 1mm. Ces modifications de la technique bilamilaire donnent un meilleur résultat esthétique. La réduction de l'épaisseur et de la hauteur du greffon a amélioré l'apport sanguin du lit de tissu conjonctif récepteur vers le flap de couverture.[9]

Cetinar et al (2004)[130] ont présenté une méthode efficace pour le traitement des récessions gingivales multiples avec l'utilisation d'une **greffe de tissu conjonctif à mailles expansées (e-MCTG)**. Le CTG a été prélevé dans la zone molaire et prémolaire du palais à l'aide d'un lambeau d'épaisseur partielle à trois côtés pour atteindre le SECT. Des incisions alternées ont ensuite été pratiquées sur chaque bord pour étendre le greffon "maillé" afin qu'il recouvre le lit receveur qui était 1,5 fois plus grand que le greffon (**Figure 34**).[130]

Les avantages de cette technique sont les suivants :

- Plusieurs défauts de récession peuvent être traités en même temps.
- Fournit plus de matériau de greffe
- Le greffon en filet peut être étendu pour couvrir une plus grande surface.

Bosco et Bosco (2007)[131] ont décrit une technique alternative pour prélever le CTG sur un palais fin afin d'obtenir une couverture radiculaire pour une récession gingivale multiple. Une incision d'environ 1,5 mm de profondeur a été pratiquée avec une lame no. 15 en suivant le contour du gabarit et après son retrait, un lambeau d'épaisseur divisée a été soulevé à partir des bords des incisions. Une épaisseur uniforme du greffon est prélevée sur le site donneur en gardant le périoste intact autant que possible. Le greffon est placé sur un tissu ou une gaze stérile imbibé de sérum physiologique et coupé en deux à l'aide d'une lame n° 15.

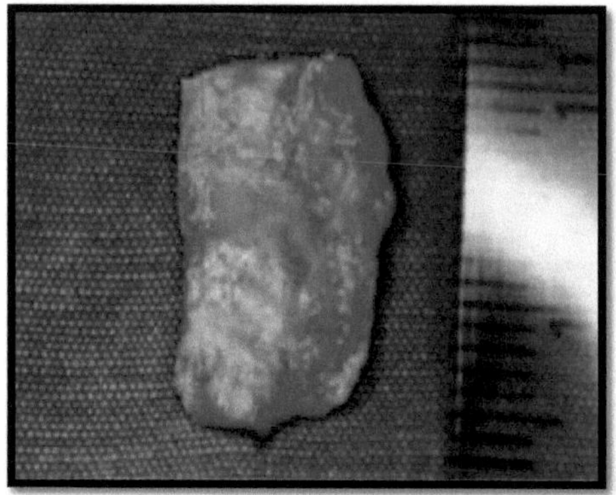

A : CTG prélevé sur le palais

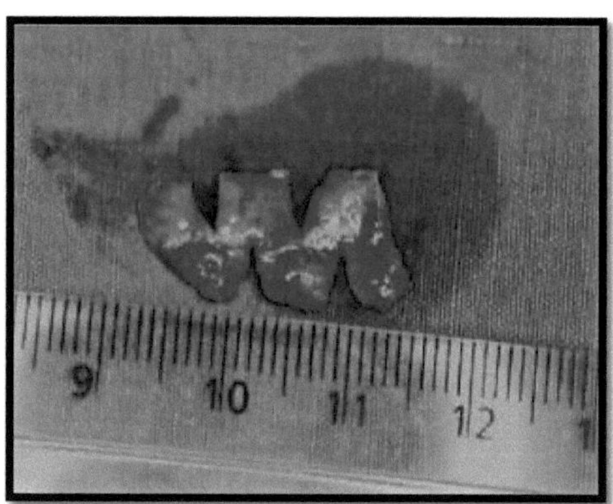

B : Greffe CTG élargie

Figure 34 : Technique de prélèvement CTG à mailles élargies Cetinar

des greffons séparés - l'un comprenant de l'épithélium avec une fine couche de tissu conjonctif et l'autre n'ayant que du tissu conjonctif. La partie tissu conjonctif a été suturée sur le site receveur et le composant épithélium a été repositionné sur le site donneur comme un greffon gingival libre, comprimé avec une gaze stérile imbibée de sérum physiologique et après sa stabilisation, l'ensemble du site donneur a été recouvert d'un pansement parodontal **(Figure 35 A à C).**[131]

Cette technique permet d'obtenir des greffons de grande taille à partir du palais chez les patients dont la muqueuse palatine est mince et évite de blesser les structures anatomiques telles que les artères et les nerfs palatins. De plus, elle permet de prélever le greffon palatin avec un minimum de tissu adipeux et glandulaire de la sous-muqueuse, ce qui favorise la cicatrisation au niveau des sites donneurs et la revascularisation du greffon. [130]

Ribeiro et al (2008)[26] ont utilisé avec succès la technique du tunnel avec le SECTG allongé pour le traitement de récessions gingivales multiples. La technique d'incision unique a été utilisée pour retirer le greffon de la zone sélectionnée s'étendant de l'aspect distal de la canine à l'aspect distal de la firme molaire. Une technique permettant d'élargir l'extension du greffon a été rapportée. Le greffon a été prélevé avec le maximum d'épaisseur de façon à pouvoir le fractionner. Il a ensuite été positionné sur une plaque de verre stérilisée, immobilisé à l'aide d'une spatule en bois stérile et a été fendu en coupe transversale à l'aide d'une lame de scalpel n°15 ; cependant, il n'a pas été divisé complètement en deux parties. Après cette procédure, le greffon avait presque deux fois la longueur du greffon initial et une épaisseur de 1,5 mm. **(Figure 36 A à C)[26]**

Cette technique présente plusieurs avantages, comme suit :

- Elle ne nécessite pas de deuxième zone chirurgicale (lorsque des greffes plus importantes sont nécessaires), ce qui facilite la procédure chirurgicale et réduit la durée de l'intervention ainsi que l'inconfort postopératoire du patient.[26]

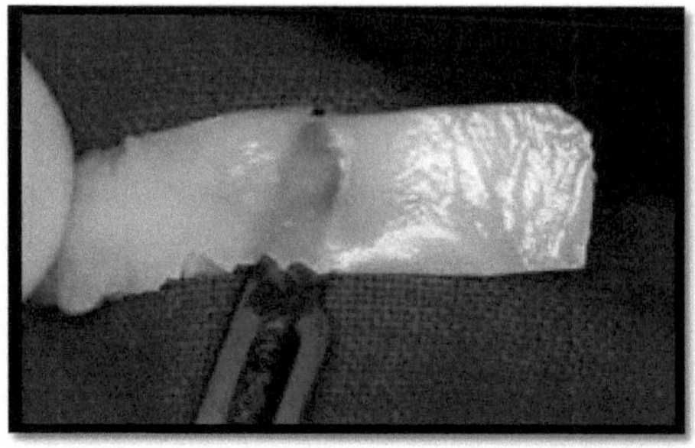

A : Retrait de la couche externe du greffon

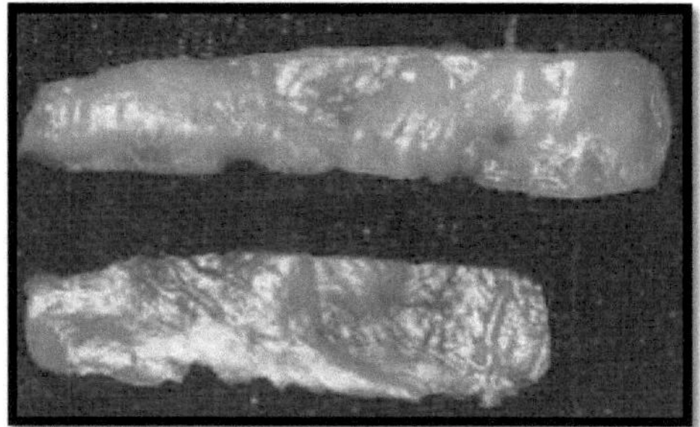

B : Tissu conjonctif et greffe épithélialisée

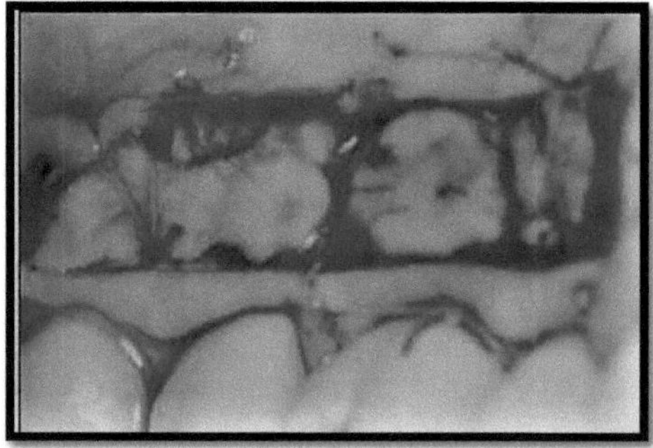

C : Greffe épithélialisée repositionnée sur le site donneur et fixée par des sutures de compression.

Figure 35 : Technique de Bosco et Bosco

Source : Bosco AF, Bosco JM. Une technique alternative au prélèvement d'une greffe de tissu conjonctif sur un palais mince : Amélioration de la cicatrisation. Int J Periodontics Restorative Dent. 2007;27 : 133-9.[131]

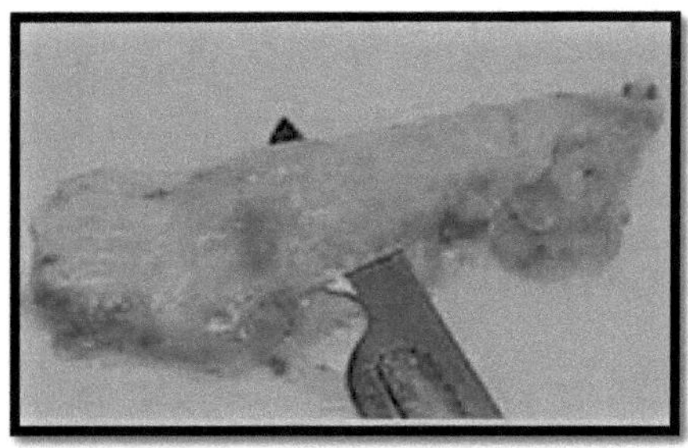

A : Le greffon a été divisé en section transversale

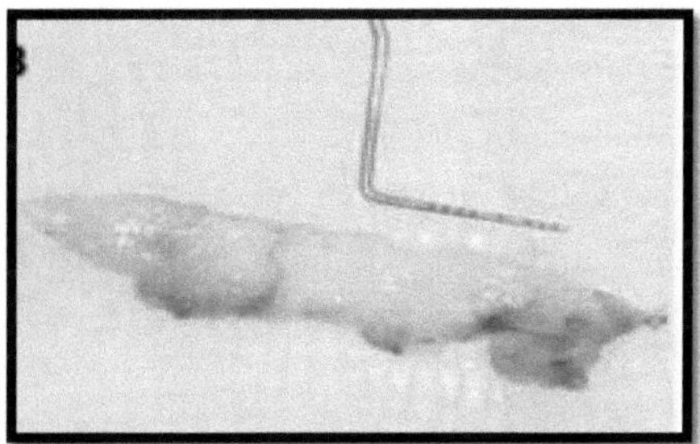

B : Mais il n'a pas été séparé en deux parties.

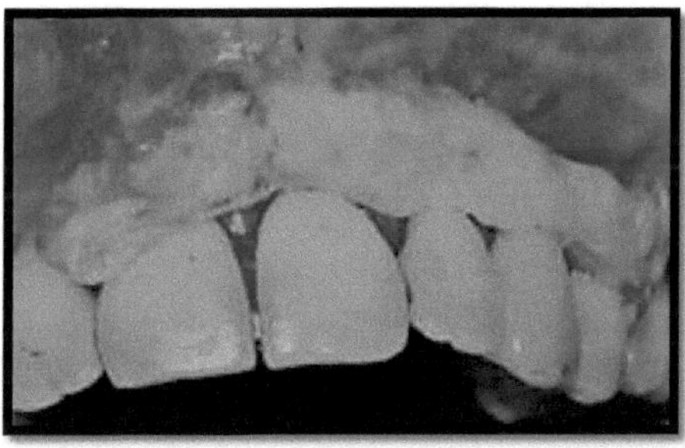

C : L'extension finale du greffon évaluée après la manœuvre chirurgicale.

Figure 36 : Technique de Ribeiro

Source : Ribeiro FS, Zandim DL, Pontes AE, Mantovani RV, Sampaio JE, Marcantonio E. Technique du tunnel avec une manœuvre chirurgicale pour augmenter l'extension du greffon : Rapport de cas avec un suivi de 3 ans. J Periodontol 2008;79:753-8.[26]

- Absence d'incisions verticales de libération qui interrompent la vascularisation du tissu conjonctif et du périoste.

- Les greffons épaissis sont obtenus en effectuant une manœuvre facile.

- La période postopératoire est moins douloureuse et le processus de guérison est plus rapide.[26]

McLeod et al (2009)[132] ont utilisé un ciseau chirurgical parodontal à action dorsale tranchante pour approfondir le site donneur palatin, de l'aspect mésial de la canine à l'aspect distal de la première molaire, la limite la plus médiale étant située à 5 mm de la suture mi-palatine. Une fois que la zone a été deepithelialisée, le biseau de la lame chirurgicale #15C a été utilisé pour obtenir un CTG d'une épaisseur uniforme de 1 mm. On obtient ainsi un grand greffon qui peut être divisé en deux ou trois morceaux de 7 mm pour traiter plusieurs zones de récession gingivale **(Figure 37 A à C).**[132]

Les avantages de cette technique comprennent la réduction du risque de séparation ou de perforation du CTG pendant la deepithelialisation, l'obtention d'un greffon de grande taille et la réduction du risque de sectionner le faisceau neurovasculaire palatin supérieur.[131]

Zuchelli et al (2010)[133] ont comparé les techniques de prélèvement de **greffe de tissu conjonctif** et de greffe de **gencive épithélialisée**. La première technique était l'approche de la trappe décrite par **Edel (1974).**[22] Une incision horizontale de la même longueur que la dimension mésio-distale du greffon a été tracée à 1,5 mm apical de la marge gingivale des dents adjacentes. Deux incisions verticales de libération ont été réalisées à l'extrémité des incisions horizontales et se sont étendues dans la direction apicale sur 1 mm de plus que la dimension apicale-coronale du greffon. Un lambeau d'épaisseur variable a été soulevé, après quoi une incision horizontale du greffon a été réalisée le long de l'incision horizontale de la flap, presque perpendiculairement à l'os sous-jacent. Une fois qu'une épaisseur adéquate de tissu mou a été obtenue, la lame a été tournée afin d'être presque parallèle à la surface externe. Une épaisseur uniforme du greffon a été prélevée en préservant le plus possible les tissus mous recouvrant le périoste **(Figure 38 A à C).**[133]

La technique de prélèvement de la greffe gingivale épithélialisée diffère de la technique de prélèvement de la CTG par l'épithélialisation profonde de la greffe qui a été faite avec la lame maintenue parallèle à la surface externe de la greffe **(Figure 39 A à C).**[133]

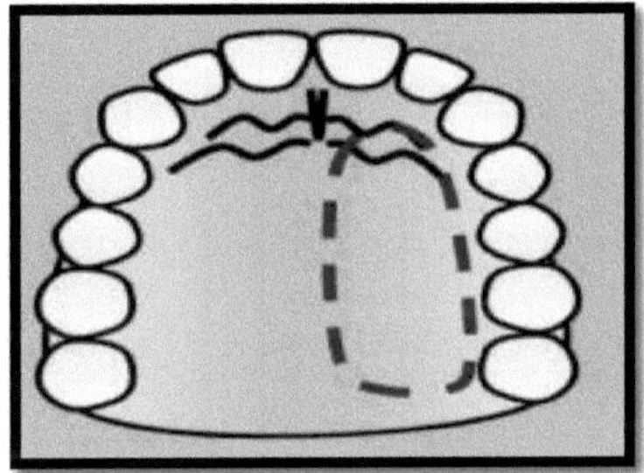

A : Les lignes en pointillés représentent les limites pour le prélèvement de tissus.

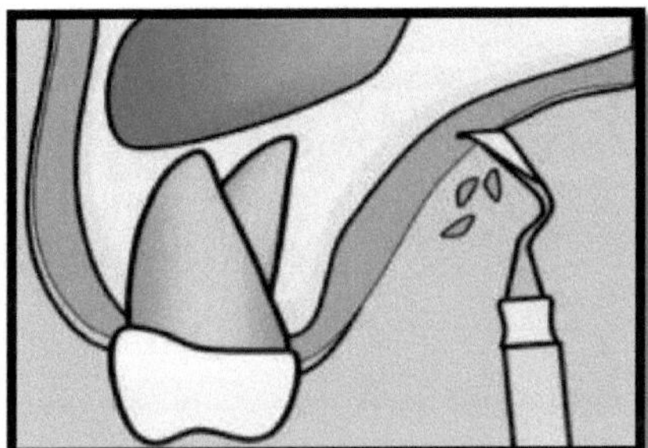

B : Site du donneur deepithelialisé à l'aide d'un ciseau parodontal chirurgical à action dorsale.

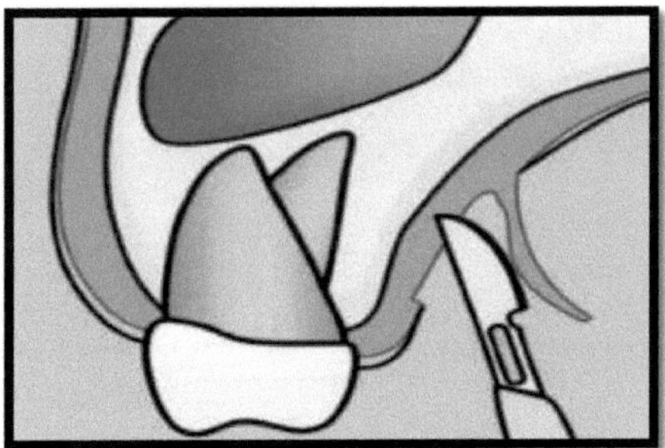

C : Prélèvement d'un CTG fin à l'aide d'un couteau chirurgical avec une lame #15C

Figure 37 : Technique de récolte CTG de Mc Leod, Reyes, Mays

Source : McLeod DE, Reyes E, Mays G. Treatment of multiple areas of gingival recession using a simple harvesting technique for autogenous connective tissue graft. J Periodontol 2009 ; 80:1680-7.[132]

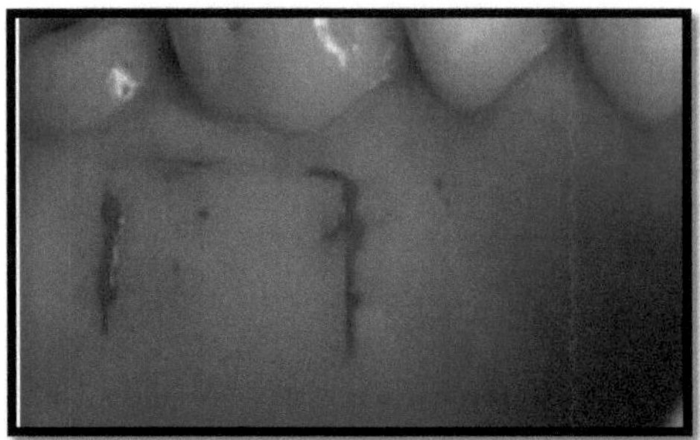

A : La conception de l'incision de l'accès primaire.

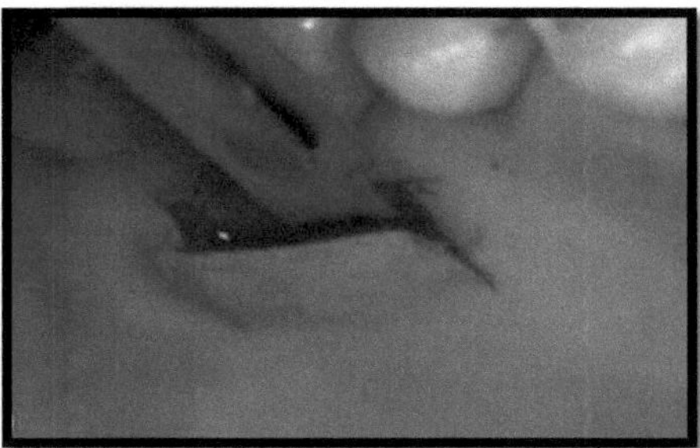

B : La lame avance apicalement, parallèlement à la surface palatine externe.

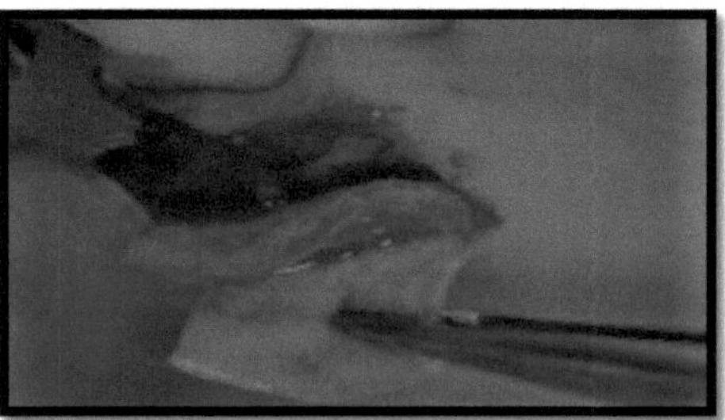

C : Le greffon est en train d'être prélevé.

Figure 38 : La technique de prélèvement de greffe de tissu conjonctif

Source : Zucchelli G, Mele M, Stefanini M, Mazzotti C, Marzadori M, Montebugnoli L et al. Morbidité des patients et résultat de la couverture radiculaire après greffes de tissu conjonctif sous-épithélial et greffes dé-épithélialisées : A comparative randomized controlled clinical trial. J Clin Periodontol 2010 ; 37 : 728-38.[133]

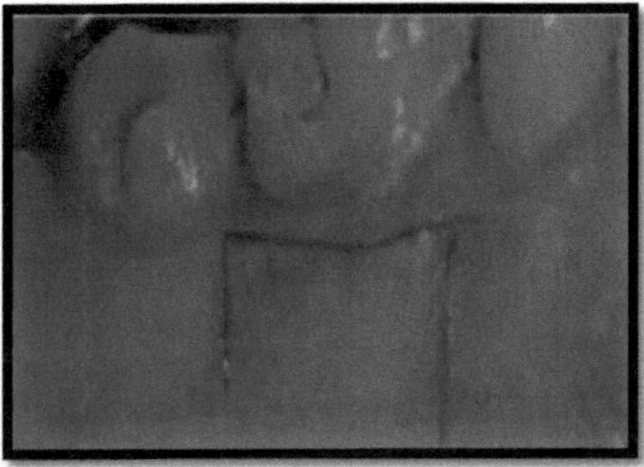

A : La conception de l'incision de la greffe gingivale libre

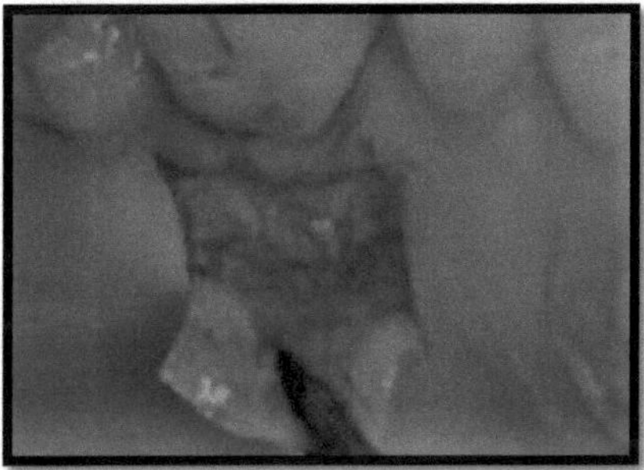

B : L'épaisseur du tissu mou couvrant le périoste a été préservée.

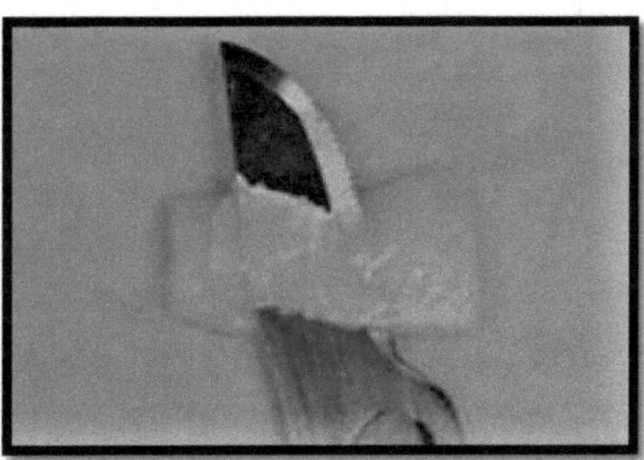

C : Deepithelialization réalisé avec la lame maintenue parallèle à la surface externe du greffon.

Figure 39 : La technique de prélèvement de la greffe gingivale épithéliale

Source : Zucchelli G, Mele M, Stefanini M, Mazzotti C, Marzadori M, Montebugnoli L et al. Patient morbidity and root coverage outcome after subepithelial connective tissue and de-epithelialized grafts : a comparative randomized controlled clinical trial. J Clin Periodontol 2010 ; 37 : 728-38.[133]

Stimmelmayer et al (2011)[134] a introduit une technique de couverture de récession de deux dents adjacentes. Le SECTG a été prélevé sur le palais dur dans la région de la première prémolaire maxillaire à la deuxième molaire en laissant les rugosités palatines seules. Une incision profonde de 1 mm a été pratiquée perpendiculairement à la surface palatine pour délimiter la partie épithélialisée du greffon. Elle a été suivie d'incisions de dégagement horizontales mésiales et distales de 1 mm de profondeur pour accéder au greffon. Le lambeau d'épaisseur partielle a été soulevé vers la ligne médiane pour exposer le greffon complet qui a été délimité par une incision droite jusqu'à l'os. Enfin, le greffon a été prélevé sans périoste avec un autre lambeau d'épaisseur partielle parallèle à l'os palatin **(Figure 40).[134]**

Cette technique présente un avantage pour deux dents adjacentes présentant une récession gingivale. De plus, la combinaison SECTG épithélialisée protège le tissu conjonctif sous-jacent pour la surface radiculaire exposée. [133]

Ramakrishnan et al (2011)[135] ont introduit une **greffe de tissu conjonctif épithélial en relief**. L'incision a été faite autour de la feuille d'étain et également prolongée de 3 mm près de la marge gingivale de chaque côté par rapport à la région palatine de la prémolaire supérieure gauche L'épithélium a été sapé à 3 mm de l'incision faite autour de la feuille d'étain sur tous les côtés avec des incisions verticales libératrices. Ensuite, le tissu donneur a été retiré. Le tissu greffé présentait du tissu conjonctif sur tous les côtés et la région centrale était gaufrée d'épithélium qui correspondait exactement au défaut **(Figure 41)[135]**

L'épithélium gaufré recouvre le tissu conjonctif afin qu'il ne soit pas exposé. L'épithélium du greffon et l'épithélium du lambeau guérissent par intention primaire. Le seul inconvénient de cette technique est qu'une partie du site donneur est laissée ouverte pour guérir par intention secondaire.

Reino et al (2013)[136] technique modifiée d'incision unique pour éviter le vide au niveau du site donneur. Une incision unique a été réalisée à environ 3 mm apical de la marge gingivale des dents maxillaires. Cette incision a été faite perpendiculairement au tissu palatin jusqu'à atteindre l'os dans une direction horizontale et sa longueur est déterminée par les dimensions du greffon requis. Un petit élévateur a été utilisé pour soulever avec précaution un lambeau d'épaisseur totale de 1 à 2 mm, ce qui facilite la dissection du lambeau. Ensuite, une lame a été utilisée pour disséquer un lambeau d'épaisseur partielle à la suite du lambeau d'épaisseur totale soulevé **(Figure 42)**.[136] Le périoste a été conservé pour recouvrir l'os et la plus grande partie du lambeau d'épaisseur partielle.

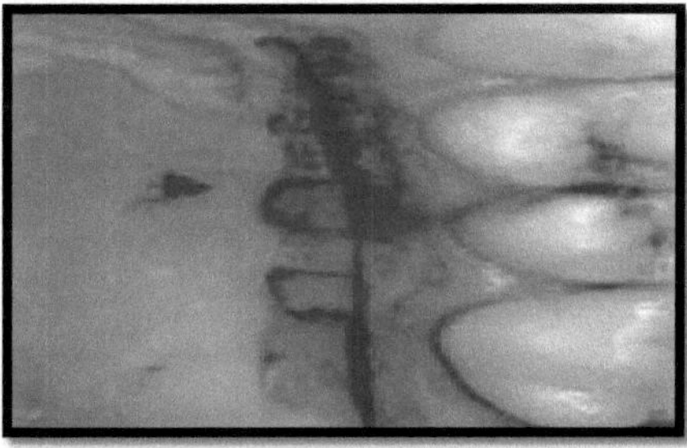

A : Une incision profonde de 1 mm a été faite perpendiculairement au palais dur.

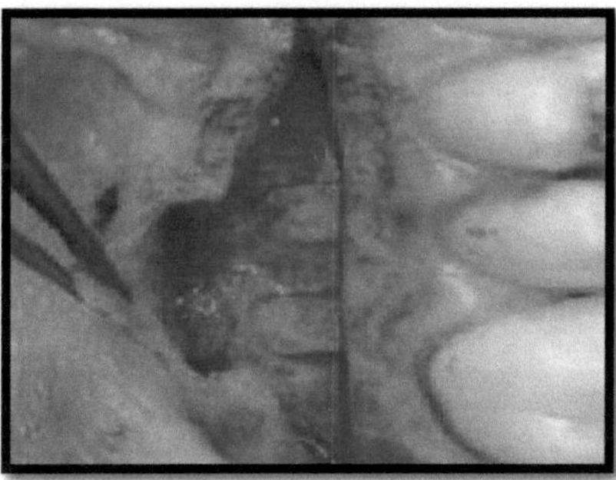

B : Un lambeau d'épaisseur partielle a été soulevé pour obtenir le greffon combiné.

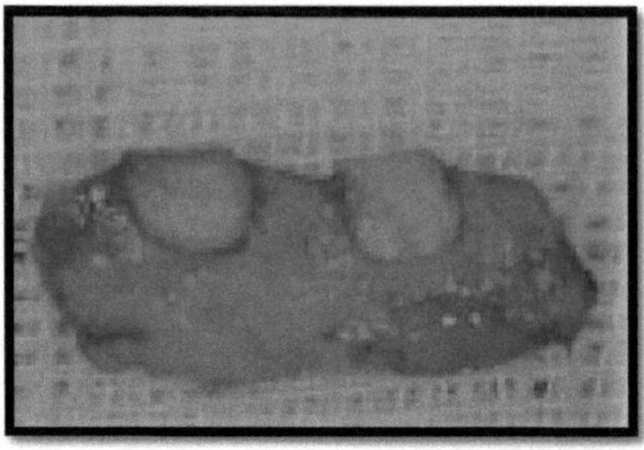

C : Combinaison d'une greffe de tissu conjonctif épithélialisé et sous-épithélial.

Figure 40 : Technique Stimmelmayer de récolte palatine

Source : Stimmelmayr M, Allen E, Garnet W, Edelhoff D, Beuer F, Schlee M et al. Treatment of gingival recession in the anterior mandible using the tunnel technique and a combination epithelialized subepithelial connective tissue graft. Int J Periodontics Restorative Dent. 2011;31:165-73.[134]

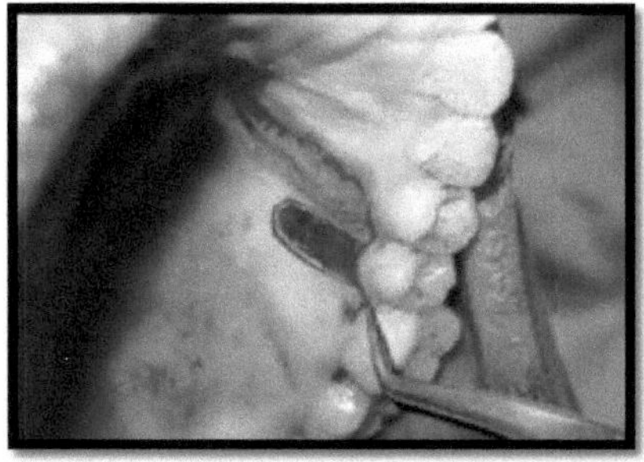

A : Gabarit placé sur le site du donneur

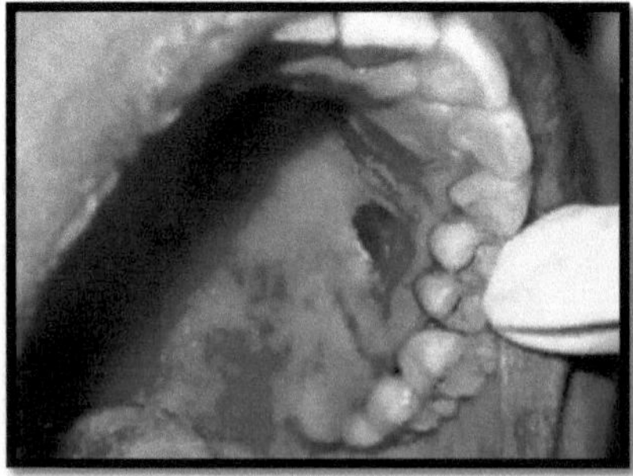

B : Site du donneur

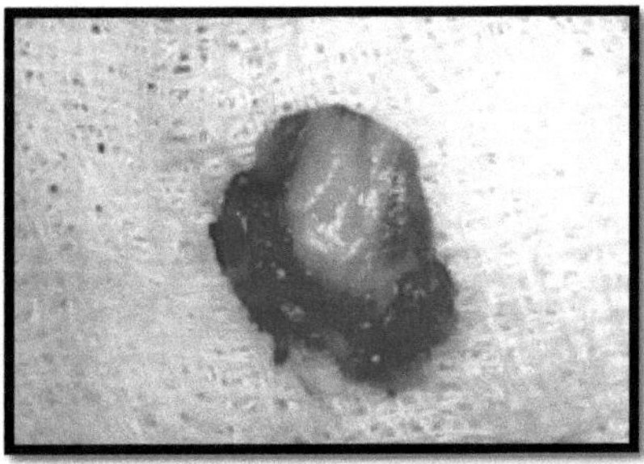

C : Greffe de tissu conjonctif embossée d'épithélium

Figure 41 : Technique de Ramakrishnan pour la récolte de CTG

Source : Ramakrishnan T, Kaur M, Aggarwal K. Couverture radiculaire à l'aide d'une greffe de tissu conjonctif en relief épithélial. Indian J Dent Res 2011;22:726-8.[135]

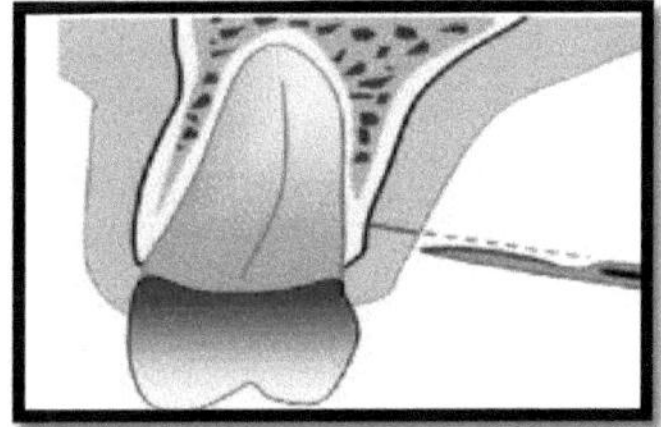

A : Incision perpendiculaire au tissu palatin dans une direction horizontale

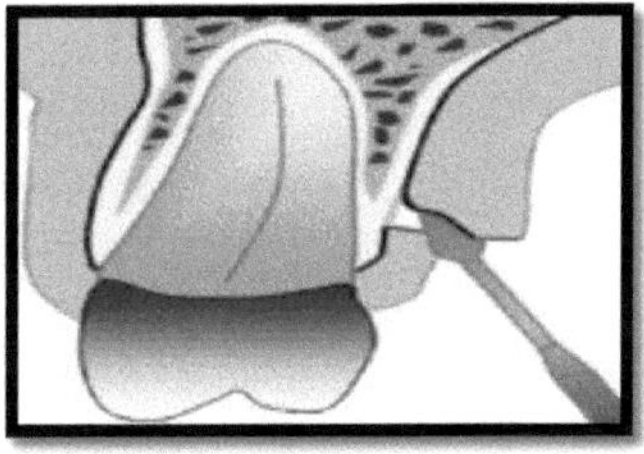

B : élévation de 1 à 2 mm d'un lambeau de pleine épaisseur.

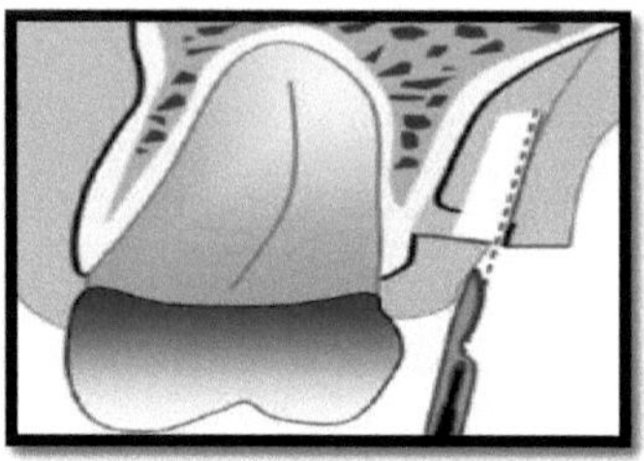

C : Dissection du lambeau d'épaisseur partielle

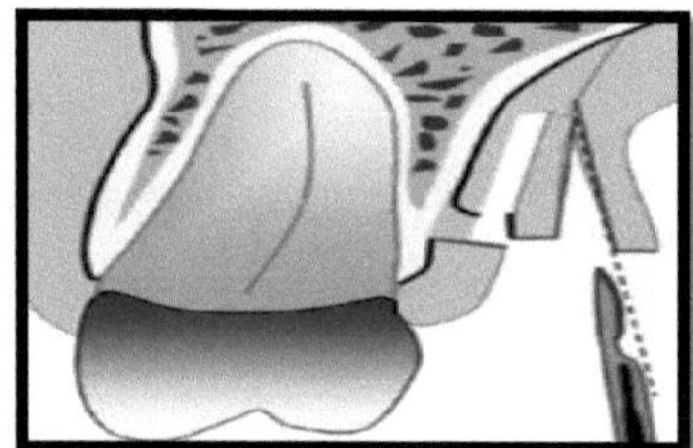

D : Prélèvement du greffon sur le lambeau

Figure 42 : Technique de récolte Reino CTG

Source : Reino D, Novaes A , Grisi M, Maia L, Souza S. Modification de la technique de prélèvement palatin pour un meilleur contrôle des dimensions de la greffe de tissu conjonctif. Braz Dent J 2013:24:565-8.[136]

Le tissu conjonctif est resté fixé au lambeau d'épaisseur totale-partielle, de telle sorte que l'épaisseur du greffon a pu être choisie. Dans l'ordre, un greffon d'environ 1,5 mm de large a été prélevé sur le lambeau. Cette nouvelle modification de la technique de l'incision unique permet un contrôle plus précis de l'épaisseur du greffon, de la fermeture de la plaie primaire et améliore la cicatrisation du site donneur palatin.[135]

Kumar et al (2013)[84] ont modifié la technique de prélèvement palatin en **une seule incision de Hurzeler**[39] en inversant l'ordre des incisions, c'est-à-dire que la première incision a été faite à 2 mm apical du bord gingival, approximativement parallèle au grand axe du palais, suivie d'une incision à 90 degrés par rapport au grand axe de la dent, en direction de l'os. Une fois l'incision effectuée, le tissu conjonctif est soulevé de l'os sous-jacent à l'aide d'un élévateur périostique. Des lames spéciales appelées **"couteaux à cataracte Barraquer"** et **"lame AVS"** ont été utilisées pour faire des incisions verticales sur les extrémités mésiales et distales du greffon et des incisions horizontales ont été faites (sous le lambeau d'épaisseur partielle), pour le libérer du tissu environnant **(Figure 43).**[84]

Les avantages de l'inversion sont une meilleure visibilité, une meilleure estimation de la taille de la greffe de tissu conjonctif, un meilleur contrôle des incisions. Les autres avantages sont les suivants : moins de saignements, une meilleure visibilité, une détermination précoce de la taille de la greffe, une cicatrisation plus rapide avec la fermeture primaire et moins de complications postopératoires.[84]

Zorzano et al (2017)[137] a introduit la **"technique UPV/EHU".** Cette technique porte le nom de l'**Université du Pays Basque/Euskal Herriko Unibertsitatea.** Dans cette technique l'élévation d'un lambeau de pleine épaisseur (FTF) dans le palais, avec une incision intrasulculaire a été réalisée avec des scalpels # 12 là en préservant les papilles dans les espaces interproximaux. Ensuite, le FTF a été disséqué avec le scalpel # 15c, en maintenant le rabat avec un forcep de tissus et en laissant l'épithélium avec une fine couche de tissu conjonctif à suturer en arrière.[137]

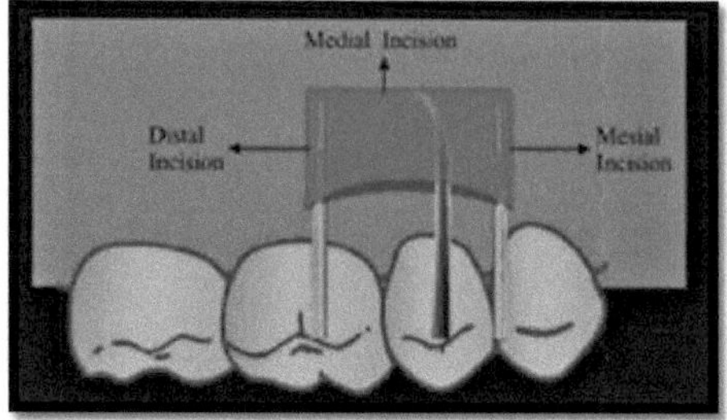

A : Incisions verticales mésiales, médianes et distales.

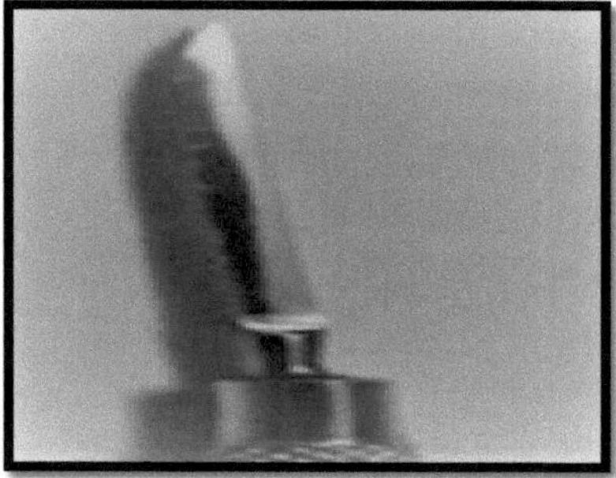

B : couteau de Barraquer pour cataracte

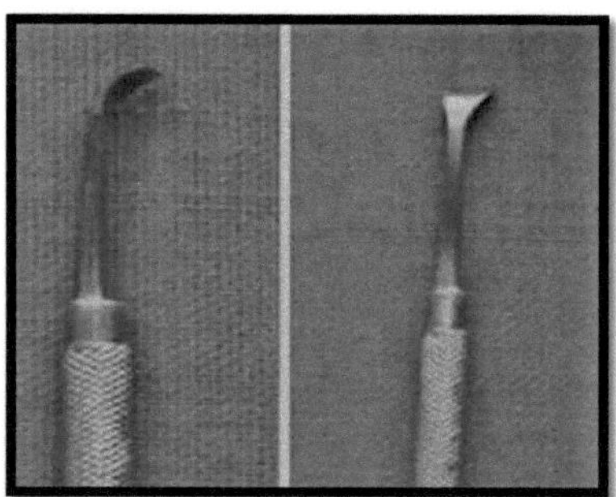

C : lame AVS

Figure 43 : Technique d'incision simple modifiée

Source : Kumar A, Sood V, Masamatti SS, Triveni MG, Mehta DS, Khatri M, Agarwal V. Technique modifiée d'incision unique pour prélever une greffe de tissu conjonctif sous-épithélial. J Indian Soc Periodontol 2013;17:676-80.[84]

Bhatvadekar et al (2018)[138] ont utilisé la technique de récolte palatine contrôlée (CPH) comme alternative aux techniques de récolte palatine conventionnelles. Dans la technique CPH, une incision verticale en forme de L, d'environ 6 mm de long, est réalisée antérieurement à la première molaire. À l'aide d'une lame n° 15, un lambeau d'épaisseur variable est soulevé, laissant un minimum de tissus et de périoste attachés à l'os, et le greffon est prélevé sur la surface interne du lambeau d'épaisseur variable librement mobile.[136]

Les avantages de cette technique sont un contrôle adéquat grâce à une bonne visibilité, une bonne prévisibilité pour assurer une épaisseur adéquate du greffon et du lambeau, la possibilité d'obtenir une épaisseur uniforme du greffon et du lambeau, et moins de risque de laisser derrière soi un lambeau mince pour la fermeture au niveau du site donneur, ce qui minimise la nécrose et le relâchement du lambeau et améliore le succès de la greffe. **(Figure 44)[138]**

Autres sites de donateurs :

L'obtention de la CTG à partir de la zone palatine est une technique délicate qui entraîne plusieurs complications telles que la taille et la quantité limitées de CTG, l'inconfort du patient, la douleur post-chirurgicale, la paresthésie et le saignement de la zone donneuse en raison de sa haute vascularisation. C'est pourquoi des recherches ont été menées sur la nécessité d'utiliser d'autres sites donneurs pour le prélèvement de la CTG.[114]

<u>La tubérosité maxillaire comme site donneur :</u>

Comme la tubérosité maxillaire présente des tissus mous plus épais que le palais dur[114] , elle est considérée comme un site donneur approprié pour le prélèvement de CTG. Plusieurs avantages de la tubérosité comme site donneur sont les suivants :

- Site chirurgical plus petit

- Réduction de la durée du traitement grâce à une approche combinée

- Une cicatrisation plus rapide dans la zone donneuse grâce à la fermeture primaire de la zone de la plaie.

Hirsch, Attal, Chai et al (2001)[36] ont prélevé le SECTG dans la région de la tubérosité comme procédure combinée de réduction de poche et de couverture radiculaire esthétique. Le traitement comprend la réduction des poches parodontales dans le maxillaire postérieur. Un lambeau complet inversé a été élevé au niveau buccal et un double lambeau a été élevé au niveau palatin. Le tissu épais de la tubérosité, d'une largeur de 10 mm et d'une longueur de 12 mm, a été excisé à l'aide d'un coin distal. Il a été entièrement excisé en une seule pièce et a été profondément athélialisé, fendu et ouvert comme un "livre" **(Figure 45).**[36]

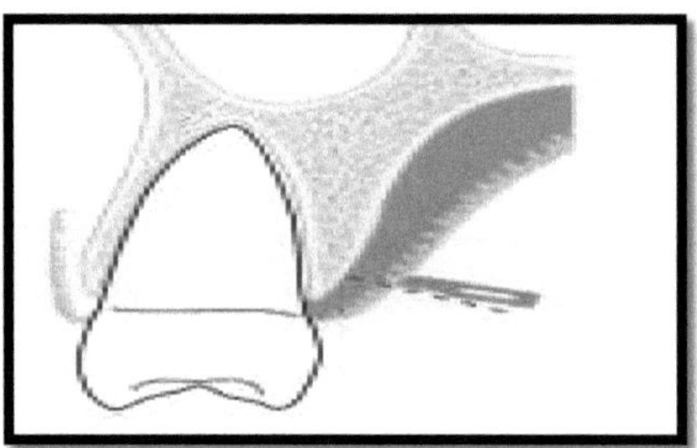

A : Incision réalisée à 2 mm apical de la marge gingivale à l'aide d'une lame de bistouri standard n° 15.

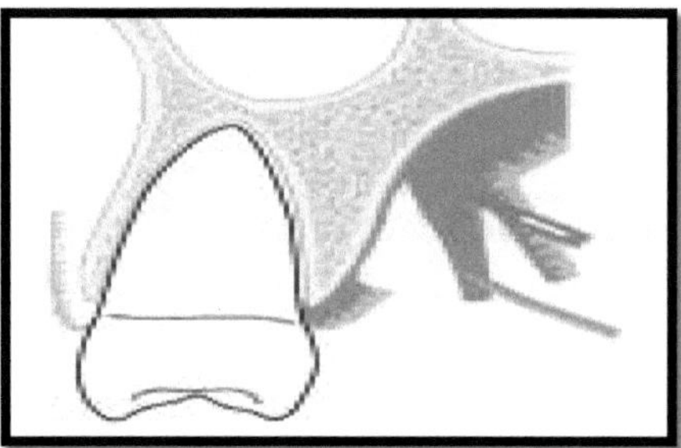

B : Un lambeau épais d'épaisseur variable est soulevé à partir des bords de l'incision, laissant derrière lui un fin périoste couvrant l'os palatin.

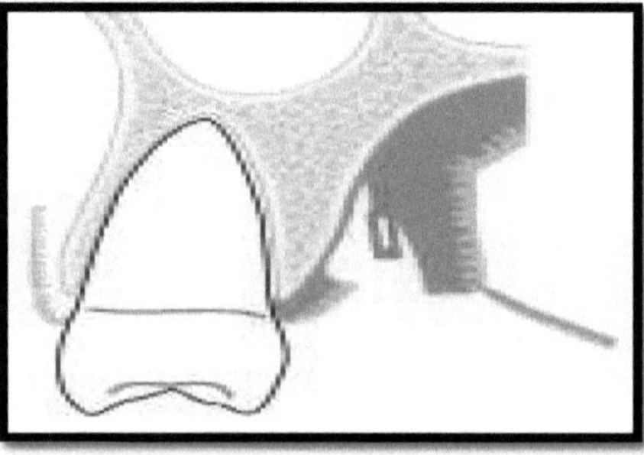

C : Toute l'épaisseur du lambeau est maintenue à l'aide d'une pince à tissu, et le greffon est ensuite prélevé sur le lambeau soulevé en le disséquant.

Figure 44 : Technique de récolte palatine contrôlée

Source : Bhatvadekar N, Gharpure A. Technique de prélèvement palatin contrôlé (CPH) pour le prélèvement d'une greffe de tissu conjonctif sous-épithélial palatin. Compendium Contin Edu Dent 2018:39:25-30.[138]

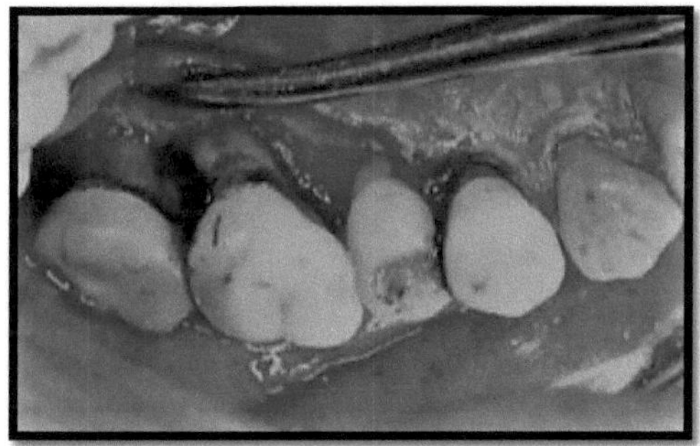

A : élévation du lambeau de pleine épaisseur à l'aide d'un coin distal.

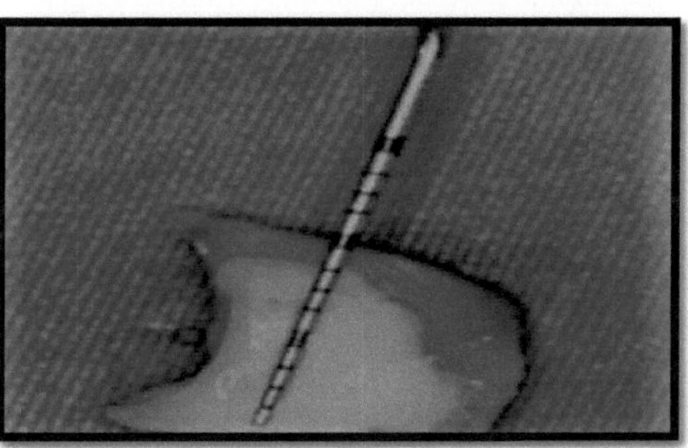

B : Tissu de la tubérosité 10 mm de large , 12 mm de large

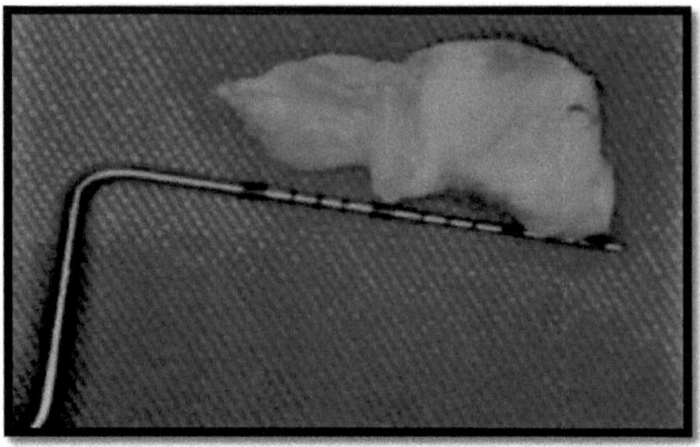

C : Tissu de la tubérosité profondithelialisé, fendu et ouvert comme un livre.

Figure 45 : Techniques de prélèvement par coin distal de Hirsch, Attal, Chai et al CTG

Source : Hirsch A, Attal U, Chai E, Goultschin J, Boyan BD, Schwartz Z. Root coverage and pocket reduction as combined surgical procedures. J Periodontol 2001;72:1572-9.[36]

En combinant la procédure de réduction des poches et le recouvrement esthétique des racines, cette technique élimine le besoin d'un second site chirurgical.

Jung et Choi (2008)[37] ont choisi la zone de la tubérosité maxillaire comme site donneur. Le bourrelet gingival a été excisé par la gingivectomie de la zone de la tubérosité gauche. Le tissu mou du donneur a été deepithelialisé et taillé avec une étiquette épithéliale restante.

La procédure de gingivectomie est une méthode plus simple pour prélever le SECTG dans la zone de la tubérosité maxillaire. L'anatomie de la zone de la tubérosité limite son utilisation chez les patients dont le tissu conjonctif de la tubérosité est insuffisant.

Zuhr et Hürzeler (2012)[28] ont réalisé deux incisions convergentes aussi distales que possible par rapport à la dernière molaire tout en restant dans la muqueuse masticatoire. Les incisions doivent avoir une profondeur de 1 à 1,5 mm et rester perpendiculaires à la surface des tissus. Ensuite, une incision d'épaisseur partielle est réalisée en buccal et en palatin, jusqu'à la surface mésiale de la dernière molaire, pour obtenir un lambeau d'épaisseur partielle uniforme. Une incision supra-périostée est pratiquée, et un SECTG en forme de coin est retiré par une dissection nette.

La zone rétromolaire comme site donneur de CTG

La zone rétromolaire présente plusieurs avantages tels qu'une collection de fibres de collagène plus denses, moins de vascularisation et fournit une zone plus large de tissu kératinisé. Elle présente toutefois certaines limites, comme la proximité du nerf lingual avec la zone donneuse et le faible volume de tissu disponible.

Wang, Cheng et Krawczyk (2016)[139] ont utilisé la zone rétromolaire comme site donneur alternatif. Ils ont combiné une procédure de coin distal avec le prélèvement de tissu conjonctif pour le traitement de la récession gingivale localisée. Une procédure de coin distal a été réalisée conjointement avec un débridement chirurgical de la surface distale de la deuxième molaire mandibulaire et a également préservé un tissu kératinisé plus large. Le tissu conjonctif a été intégré à un lambeau pédiculaire coulissant unilatéral et le greffon a été disséqué à partir de l'épithélium rétromolaire.

<u>**Site bénéficiaire :**</u>

La survie du greffon dépend fortement du maintien de l'apport sanguin. La préparation du site receveur doit maximiser l'apport sanguin pour prévenir la nécrose du greffon, tout en minimisant la mobilité pour éviter la déchirure des délicats vaisseaux sanguins qui envahissent le greffon pendant la cicatrisation. Dans le but d'améliorer l'apport sanguin au greffon, différentes techniques bilaminaires ont été proposées par différents auteurs pour les procédures de couverture radiculaire.[94]

Différentes techniques de préparation du site receveur :

En 1985, Langer et Langer[24] ont couvert de larges récessions multiples que l'on trouve fréquemment dans le maxillaire où la couverture radiculaire semble être la plus difficile à obtenir. Les indications de cette technique sont les suivantes :

- Site donneur inadéquat pour un lambeau coulissant horizontal

- Récession gingivale large isolée

- Expositions multiples des racines

- Expositions multiples des racines en combinaison avec une gencive attachée minimale.

- Récession adjacente à une zone édentée qui nécessite également une augmentation de la crête.

Le site receveur a été préparé à l'aide d'un lambeau d'épaisseur partielle avec deux incisions verticales placées au moins une demi à une dent plus large mésiodistalement que la zone de récession gingivale. La marge coronale du lambeau a commencé par une incision sulculaire horizontale pour préserver toute la gencive radiculaire existante avec des papilles interproximales intactes. La dissection du lambeau est d'épaisseur partielle, laissant le tissu conjonctif sur les surfaces osseuses et/ou radiculaires existantes. Le lambeau doit être étendu avec précaution jusqu'au pli muco-buccal sans perforations qui pourraient affecter l'approvisionnement en sang. La greffe combinée de tissu épithélial et conjonctif a été placée sur la surface radiculaire dénudée du site receveur et suturée en place **(Figure 46 A à C)**.[24] Le tissu conjonctif et l'épithélium du donneur ont été suturés au tissu conjonctif sous-jacent de manière interproximale. Enfin, le lambeau a été repositionné coronalement de manière à couvrir autant que possible le greffon et suturé dans cette position.[24] Cette technique présente l'avantage de combiner à la fois le lambeau pédiculaire et le FGG. Le lambeau pédiculaire permet de couvrir la racine puisqu'il conserve son apport sanguin apical et survit donc sur une surface radiculaire avasculaire. Le FGG fournit un type de tissu conjonctif résilient.

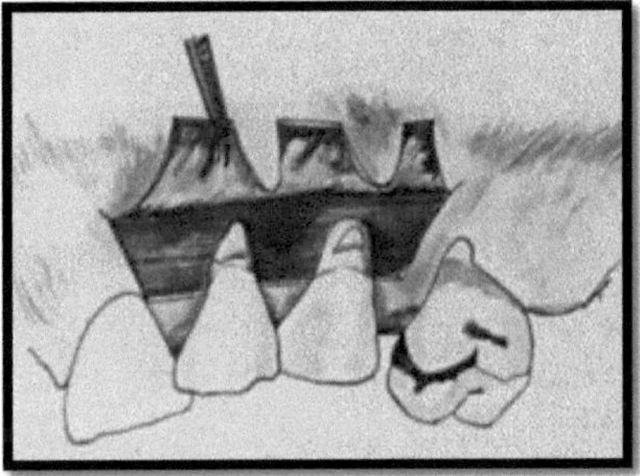

A : lambeau d'épaisseur partielle élevé au niveau du pli mucobuccal.

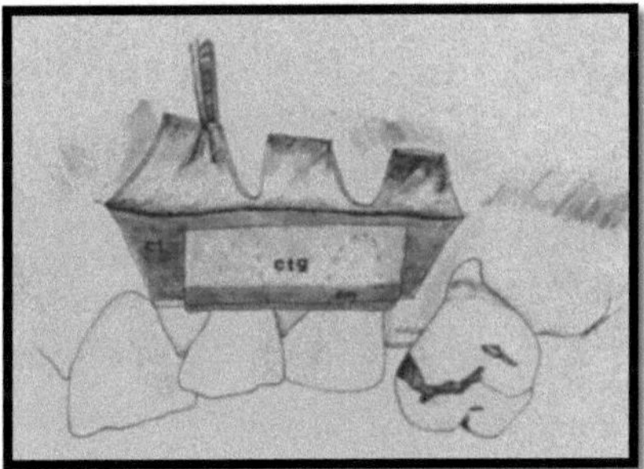

B : Tissu donneur placé directement sur l'incisive latérale et la canine dénudées...

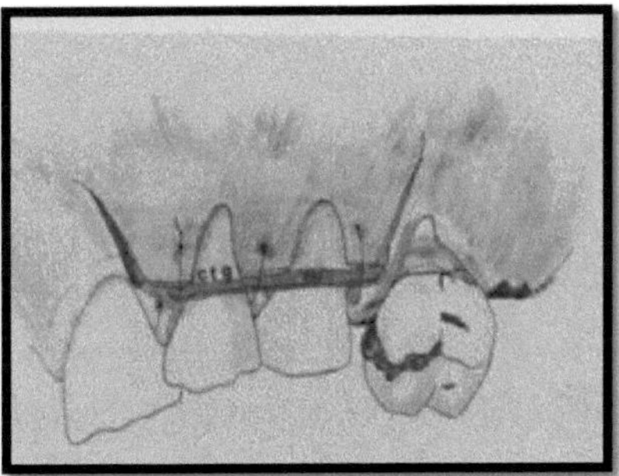

C : CTG et épithélium suturés au tissu conjonctif sous-jacent de manière interproximale.

Figure 46 : Préparation du site receveur par Langer et Langer

Source : Langer B, Langer L. Subepithelial connective tissue graft technique for root coverage J Periodontol 1985;56:715-20.[24]

Tissu avec une prédisposition génétique qui énüres l'épaisseur, la kératinisation avec un logement approprié pour la marge gingivale d'une dent ou d'une couronne.[24]

Raetzke (1985)[31] a développé une nouvelle technique pour le traitement de la récession gingivale localisée. Il a créé une "enveloppe" dans le tissu autour de la surface de la racine dénudée par une incision sous-jacente d'épaisseur partielle. Le CTG a été positionné directement sur la racine exposée et sa partie principale a été placée à l'intérieur de cette enveloppe de manière à ce que les deux côtés du greffon soient en contact intime avec le tissu récessionné qui offre soutien et nourriture. Une pression du doigt a été appliquée avec un morceau de gaze jusqu'à ce que le saignement ait cessé et que le greffon soit fermement fixé avec un tissu adhésif **(Figure 47 A à C).[31]**

Cette technique n'est une méthode de choix que pour la zone de récession isolée et unique et ne peut être utilisée chez les patients présentant une récession parodontale plus généralisée en raison de la disponibilité limitée de tissus donneurs.[31]

Nelson (1987)[140] a proposé des lambeaux d'épaisseur totale à double pédicule pour la préparation du site receveur. Deux incisions verticales ont été réalisées depuis la crête distale des papilles interdentaires limitrophes jusqu'à la base du vestibule. Ces incisions ont été reliées horizontalement sur la partie proximale à une incision sulculaire qui a été faite sur la racine exposée. La papille interdentaire a été conservée autant que possible sans affecter les dents adjacentes. Des lambeaux mucogingivaux de pleine épaisseur ont été réfléchis pour permettre le repositionnement des pédicules à la jonction cémento-émail de la dent affectée. Après la mise en place du CTG, les pédicules ont été suturés ensemble avec des sutures interrompues. Une suture en écharpe a été utilisée pour positionner les pédicules directement sur le greffon libre et la surface de la racine dénudée jusqu'à la hauteur de la CEJ **(Figure 48 A à C).[140]**

Harris (1992)[128] a proposé une technique chirurgicale de greffe à double pédicule d'épaisseur partielle pour le traitement de la récession gingivale. Des incisions horizontales ont été réalisées en mésial et en distal du défaut, au niveau de la CEJ vers la dent adjacente. L'incision a été terminée à au moins 0,5 mm de la marge gingivale de la dent adjacente afin d'éviter de créer une récession gingivale sur les dents adjacentes. Des incisions verticales ont ensuite été pratiquées perpendiculairement aux incisions horizontales, en partant de leur point de terminaison et en se prolongeant dans la muqueuse alvéolaire. Une incision sulculaire a été placée reliant les incisions horizontales et des lambeaux pédiculaires d'épaisseur partielle ont ensuite été réfléchis.

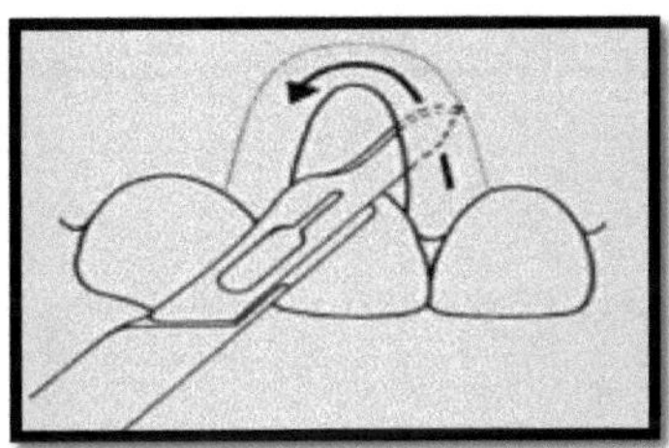

A : Incision sous-jacente d'épaisseur partielle créant une "enveloppe".

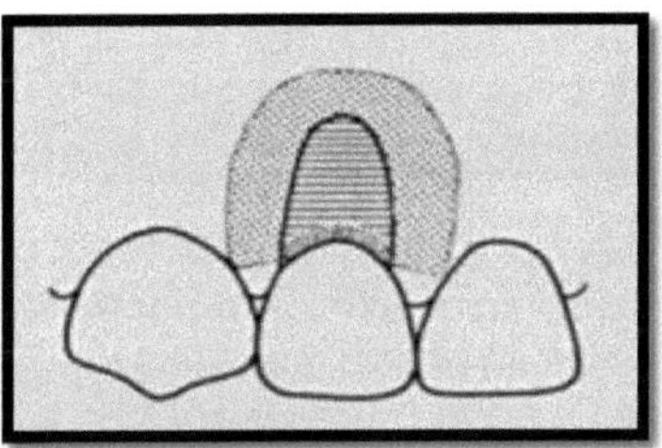

B : La CTG placée dans l'enveloppe recouvre complètement la surface dénudée de la racine.

Figure 47 : Préparation du site receveur par Raetzke

Source : Raetzke PB. Recouvrement de zones localisées d'exposition radiculaire par la technique de l'enveloppe". J Periodontol 1985;56:397-402.[31]

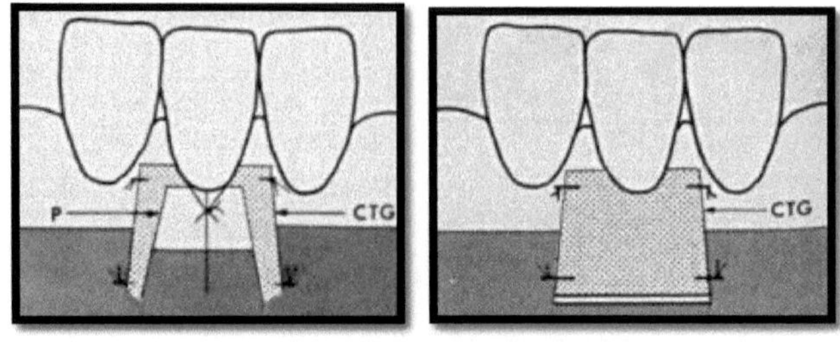

B : CTG couvrant la CEJ de la dent ainsi que les sites des pédicules donneurs.

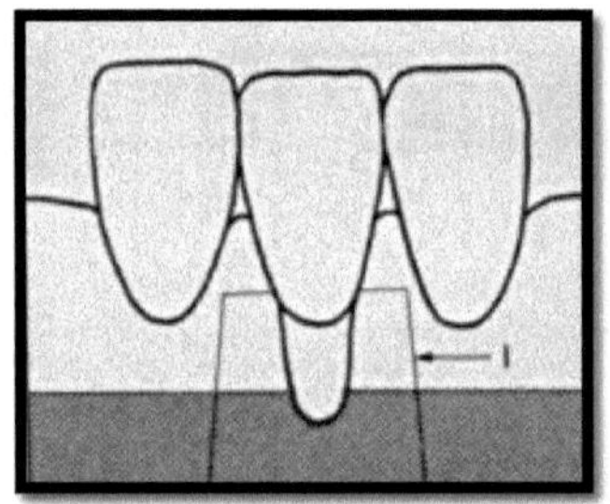

C : Pédicules interdentaires suturés sur CTG

Figure 48 : Préparation du site receveur par Nelson

Source : Nelson SW. La greffe de tissu conjonctif sous-pédiculaire. Une procédure de reconstruction bilaminaire pour la couverture des surfaces radiculaires dénudées. J Periodontol 1987;58:95-102.[140]

Les lambeaux pédiculaires mésial et distal ont été placés sur le défaut après la mise en place du CTG pour s'assurer qu'ils resteraient sans être soutenus. Les lambeaux pédiculaires ont été suturés ensemble avec un fil de suture 5-0 (Figure). Lors du traitement de zones de récession multiples, le tissu interproximal entre les dents présentant des défauts a été divisé en deux par une incision verticale. Chaque moitié a été traitée comme un lambeau pédiculaire distinct. Les lambeaux pédiculaires mésial et distal de chaque défaut ont été suturés ensemble de façon à ce que le flux sanguin soit disponible à partir du mésial et du distal de tous les défauts.

Bruno (1994)[129] a modifié la technique de Langer et Langer en éliminant les incisions verticales et en introduisant des incisions sulculaires sur les dents adjacentes. L'**incision** initiale **horizontale à angle droit** a été pratiquée dans les papilles interdentaires adjacentes, au niveau ou légèrement coronal par rapport à la JEC de la dent dont la surface radiculaire est exposée. L'épithélium des papilles n'a pas été perturbé et un lambeau d'épaisseur partielle a été créé par une dissection précise afin d'éviter toute perforation du lambeau. La longueur mésiodistale de l'incision a été prolongée pour permettre un accès facile à la racine dénudée puisque des incisions verticales n'ont pas été utilisées. L'incision a été prolongée apicalement, au-delà de la jonction mucogingivale, dans le pli mucobuccal. Après la mesure de la largeur approximative nécessaire pour le greffon obtenu, le CTG a été placé en position avec des sutures interrompues. Puis le lambeau d'épaisseur partielle sus-jacent a été replacé sur le greffon à l'aide de sutures interrompues dans les papilles mésiales et distales couvrant autant que possible le tissu du donneur **(Figure 49 A à C)**[129] .

Allen (1994)[141] a introduit l'utilisation de la technique de l'enveloppe supra-périostée pour le traitement de multiples zones adjacentes de récession.

Les indications pour l'utilisation de la technique de l'enveloppe supra-périostée sont les suivantes :

- Profondeurs de sondage minimales aux sites receveurs

- Présence d'une récession de classe I et II de Miller

- Qualité ou quantité inadéquate de tissu pour un pédicule latéral ou un autre lambeau en un seul temps limité à un site opératoire.

- Une ou plusieurs zones adjacentes de récession.

- Fentes gingivales ou marges irrégulières compromettant l'esthétique

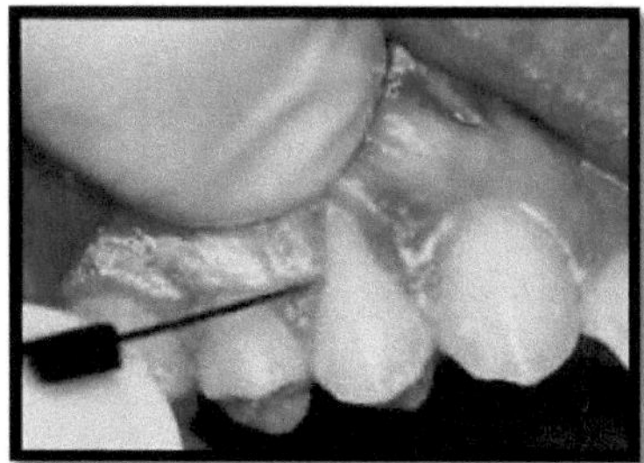

A : Incision initiale horizontale à angle droit pratiquée dans les papilles avec une lame chirurgicale 12B.

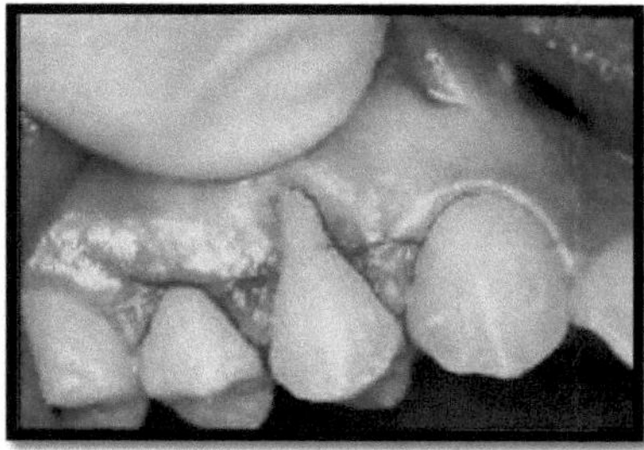

B : Incision initiale pratiquée au niveau coronal de la CJE de la dent, avec surface dentaire exposée.

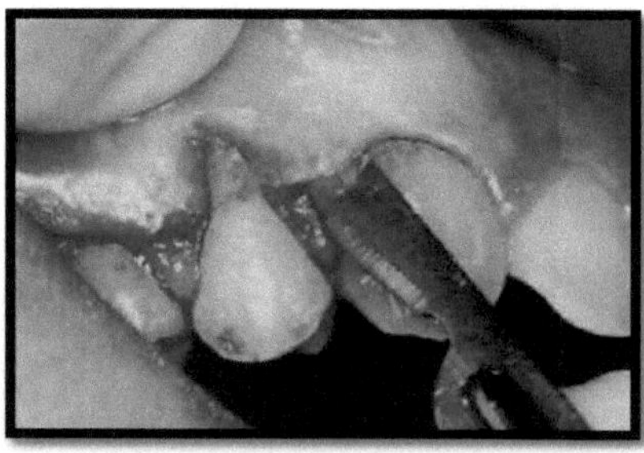

C : création d'un lambeau d'épaisseur partielle

Figure 49 : Préparation du site receveur par la technique de Bruno

Source : Bruno JF. Technique de greffe de tissu conjonctif assurant une large couverture radiculaire. Int J Bruno Periodontics Restorative Dent 1994;14:126-37.[129]

Une incision interne en biseau a été pratiquée pour permettre l'utilisation de curettes pour le débridement sulculaire adjacent aux zones de récession. Lorsque l'épaisseur du tissu marginal le permet, une enveloppe suprapériostée d'épaisseur partielle a été étendue de 3 à 5 mm latéralement et apicalement aux zones de récession, en sapant les papilles intermédiaires. La préparation des zones papillaires adjacentes aux convexités radiculaires restantes a été facilitée en soulevant doucement le tissu tout en disséquant latéralement avec une petite lame chirurgicale **(Bard-Parker 15C ; Beckton Dickinson)**. Le lambeau de pleine épaisseur a été soigneusement soulevé pour assurer la viabilité des tissus sur la greffe. La dimension mésiodistale doit permettre une légère tension sur le greffon après suture ; c'est pourquoi le CTG doit être inférieur de 1 à 2 mm à celui de l'enveloppe. Les bords du greffon ont été biseautés, positionnés sur la surface radiculaire désirée et ses éléments sous-muqueux ont été immergés dans l'enveloppe apicale à la zone gingivale **(Figure 50 A à C)**[141] . La conception de l'enveloppe permet aux tissus papillaires intacts de favoriser la facilité de suture, la fixation ferme du greffon et le maintien de l'esthétique antérieure.[141]

Muller, Stahl et Eager (1999)[142] ont introduit **une technique d'enveloppe modifiée** sans incision verticale. Après avoir pratiqué une incision intracreviculaire, une incision d'accès verticale a été réalisée dans la muscose alvéolaire à environ une demi-dent distale du site de récession. À l'aide d'un petit élévateur, les tissus mous autour de la récession ont été soigneusement minés à partir de l'incision d'accès et de l'incision intracreviculaire. Ainsi, une grande poche a été préparée au niveau du site de récession. Le CTG a ensuite été déplacé à travers l'incision d'accès verticale sur la surface de la racine et le greffon a été fixé avec de la colle tissulaire **(Figure 51 A, B)**.[142]

Blanes et Allen (1999)[143] ont combiné un tunnel avec des lambeaux pédiculaires latéraux pour traiter les zones adjacentes de récession. Deux incisions horizontales sont placées au niveau de la jonction cémento-émail, distalement par rapport aux dents présentant une récession, s'étendant vers la dent adjacente. Des incisions verticales sont placées à chaque extrémité des incisions horizontales, s'étendant approximativement de 10 à 12 mm apicalement dans la muqueuse alvéolaire. Des incisions sulculaires sont réalisées, s'arrêtant au niveau de la papille interproximale. Des lambeaux pédiculaires latéraux d'épaisseur variable sont soulevés par une dissection nette sans perturber la papille interproximale de la ligne médiane. Ensuite, la papille interproximale de la ligne médiane est minée par une dissection nette pour créer un tunnel. Le greffon est placé dans le tunnel et suturé en place. Les lambeaux pédiculés sont ensuite suturés au tunnel **(Figure 52 A à C).**[143]

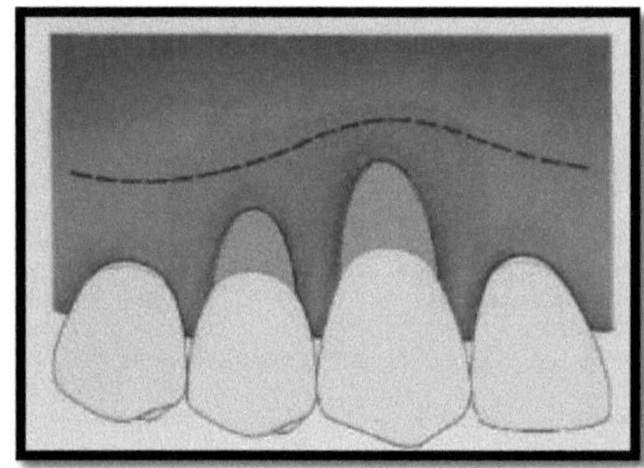

A : Les lignes diagonales indiquent les dimensions approximatives de l'enveloppe supra-périostée. Des incisions internes biseautées ont été utilisées pour retirer l'épithélium sulculaire.

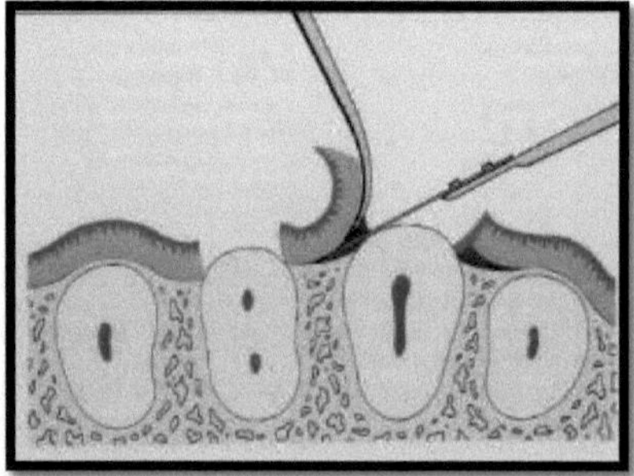

B : élévation douce des aides de tissus papillaires adjacentes aux convexités restantes de la racine.

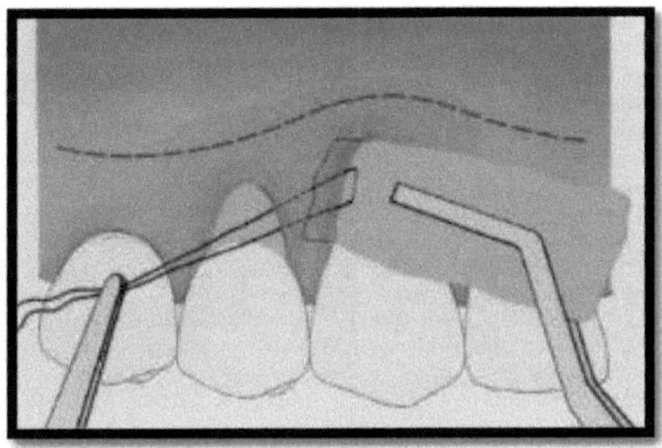

C : La CTG avec des bords biseautés est attachée à l'enveloppe à l'aide d'une suture de matelas.

Figure 50 : Préparation du site receveur par Allen

Source : Allen AL. Utilisation de l'enveloppe supra-périostée dans la greffe de tissus mous pour la couverture radiculaire. I. Rationale and technique. Int J Periodontics Restorative Dent. 1994;14:216-27.[141]

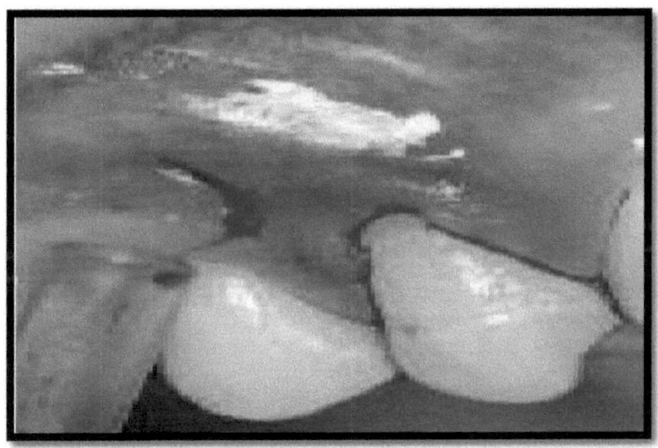

A : Une petite incision d'accès verticale pratiquée dans la muqueuse alvéolaire.

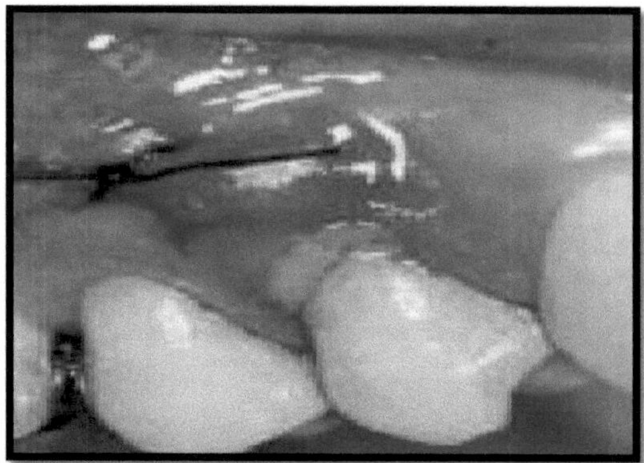

B : CTG placé par une incision d'accès sur la surface de la racine.

Figure 51 : Technique de l'enveloppe modifiée par Muller, Eager et Schorb

Source : Müller HP, Eger T, Schorb A. Gingival dimensions after root coverage with free connective tissue grafts. J Clin Periodontol 1998 : 25 : 424-30.[142]

Cette technique présentait de nombreux avantages, tels qu'une meilleure adaptation, la stabilité (en raison de la papille interproximale tunnellisée), la prévention de la rétraction apicale et un traumatisme chirurgical moindre.

Tözüm et Dini (2003)[144] ont utilisé une procédure de tunnel modifiée et le SECTG pour le traitement de défauts de récession gingivale adjacents. Les sites receveurs ont été préparés par une dissection d'épaisseur partielle comme décrit par Allen. Cependant, la dissection d'épaisseur partielle a été convertie en épaisseur totale dans la direction coronoapicale à travers la jonction mucogingivale, afin de préserver davantage de vaisseaux gingivaux majeurs à l'intérieur de la flap **(Figure 53 A à C).**[144]

Zuhr et al (2007)[143] ont introduit un concept microchirurgical qui décrivait les modifications de l'approche du tunnel sensible à la technique. La procédure chirurgicale a été accomplie par des incisions sulculaires et une préparation supra-périostée de la gencive buccale à travers les incisions. La préparation de sape a été étendue aux tissus muqueux afin de gagner en mobilité. La préparation par tunnellisation a été réalisée à l'aide de couteaux microchirurgicaux récemment développés (**couteaux à tunnellisation 1 et 2, Mamadent, American Dental Systems**) qui ont permis d'éviter les perforations de la muqueuse buccale. Après que toute la face buccale ait été minée pour gagner en mobilité, les papilles sont entièrement détachées sous forme de lambeau mucopériosté. Comme les papilles attachées empêcheraient de déplacer le lambeau dans le sens coronaire, une préparation de pleine épaisseur de la région papillaire a été créée (**Figure 54 A à C**). Le CTG a été placé sur le site receveur préparé et les doigts ont été utilisés pour faire glisser le greffon dans les zones tunnellisées.

Cette approche par tunnel a été modifiée en utilisant des lames microchirurgicales qui ont réduit le risque de perforation au niveau du site receveur.[143] Cette technique a les indications suivantes-

- Biotypes gingivaux fins

- Sites de récession multiples

- Patients avec vestibule peu profond

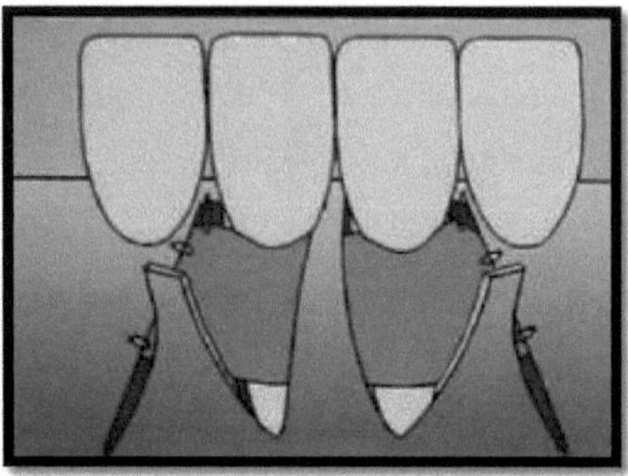

A : Incisions horizontales placées au niveau de la CEJ et incisions verticales étendues jusqu'à 12 mm apicalement à l'extrémité de l'incision horizontale.

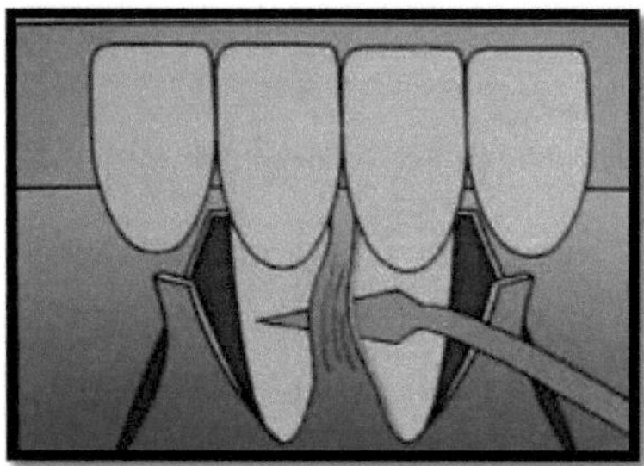

B : CTG placé sous la papille et suturé avec des sutures interrompues apicalement et coronalement.

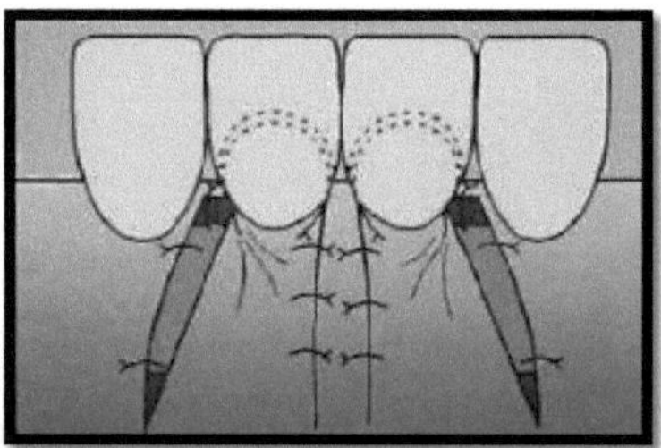

C : Volets pédiculaires latéraux tournés mésialement et suturés sur la face faciale des racines avec des sutures en écharpe.

Figure 52 : La technique du tunnel de lambeau pédiculaire bilatéral de Blanes et Allen.

Source : Blanes RJ, Allen EP. La technique bilatérale du lambeau pédiculaire-tunnel : une nouvelle approche pour couvrir les greffes de tissu conjonctif. Int J Periodontics Restorative Dent. 1999;19:471-9.[143]

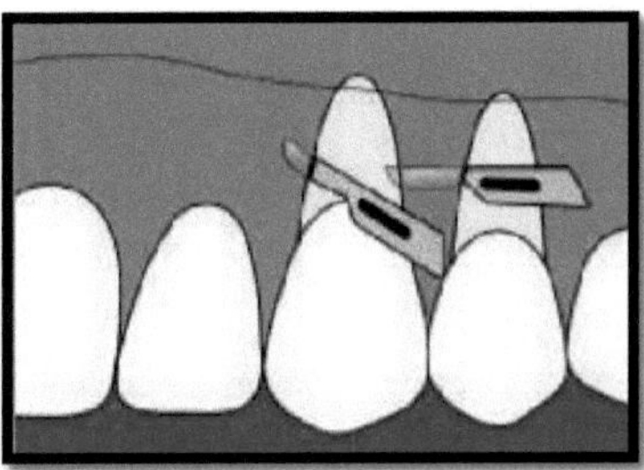

A : Une dissection partielle de l'épaisseur de la peau, qui mine les papilles distales, mésiales et interdentaires.

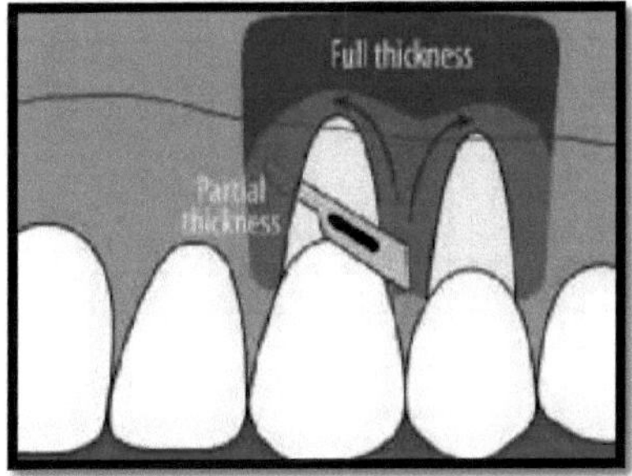

B : Conversion d'une épaisseur partielle en une épaisseur totale dans la direction coronoapicale à travers la jonction mucogingivale.

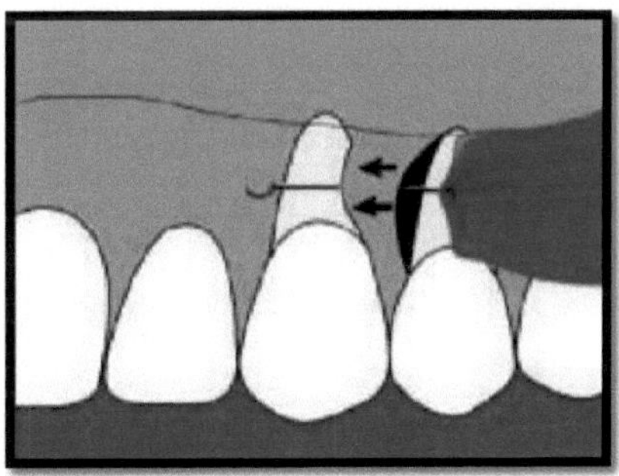

C : CTG introduit par la récession distale et passant dans le tunnel.

Figure 53 : Technique du tunnel modifié par Tözüm

Source : Tözüm TF et Dini FM. Traitement des récessions gingivales adjacentes avec des greffes de tissu conjonctif sous-épithélial et la technique du tunnel modifié. Quintessence Int 2003;34:7-13.[144]

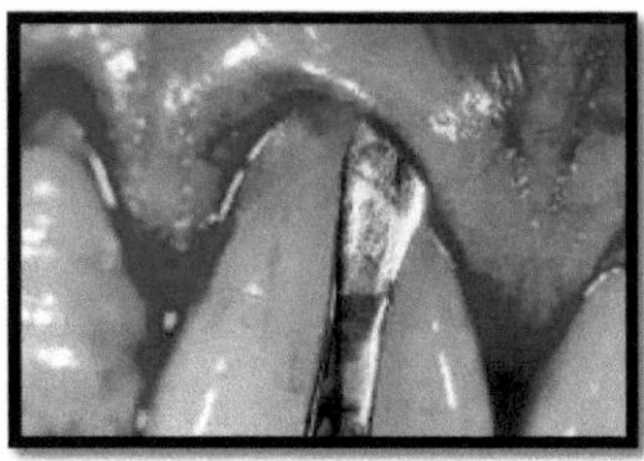

R : La préparation du tunnel de sape est effectuée avec des couteaux de tunnelage nouvellement développés.

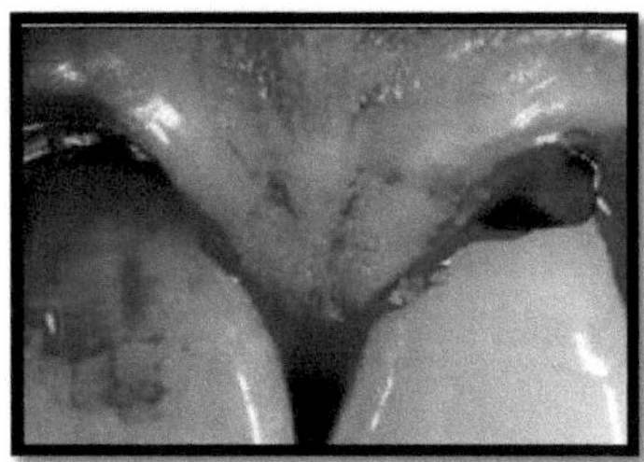

B : Détachement de toute la région papillaire buccale avec mobilisation complète de la région papillaire.

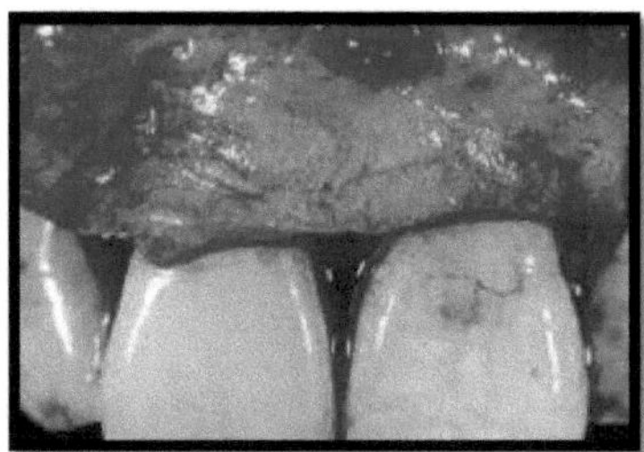

C : CTG inséré dans les tissus minés

Figure 54 : Technique modifiée du tunnel microchirurgical par Zuhr O, Fikl H, Watchel H et al.

Source : Zuhr O, Fickl S, Wachtel H, Bolz W, Hurzeler M. Recouvrement de récessions gingivales avec une technique modifiée de tunnel microchirurgical : Rapport de cas. Int J Periodontics Restorative Dent 2007;19:471-9.[145]

Immobilisation de la greffe :

Le greffon doit être placé sur le site receveur le plus rapidement possible (dans les 60 secondes)[93] après avoir été prélevé sur le site donneur, afin de maintenir l'intégrité et la viabilité du greffon. Il doit être en contact direct avec le lit receveur et maintenu passivement en opposition sans " espace mort " sous la surface et sans tension au niveau des zones de suture. Les mouvements du visage ne doivent pas cisailler le greffon pour empêcher la croissance de nouveaux capillaires. [93]

Complications

Parmi une multitude de techniques chirurgicales, la SECTG est devenue la colonne vertébrale de diverses options de traitement pour la couverture de la récession gingivale. Comme la procédure chirurgicale est techniquement exigeante, si elle n'est pas suivie correctement, l'acceptation de la greffe et la guérison du site donneur et du site receveur sont compromises.[115] Ainsi, les complications des sites donneur et receveur sont les suivantes

<u>Complications liées au site du donneur</u> :

- **Hémorragie excessive au site donneur :** Une hémorragie prolongée ou excessive peut suivre l'excision de la muqueuse du palais chez les personnes souffrant de troubles de la coagulation ou de déficiences de la coagulation. Un historique médical complet permettra d'éviter la plupart des urgences de ce type. Des hémorragies excessives peuvent également être rencontrées si l'incision pour le tissu du donneur est trop profonde ou couvre une zone excessive. Une hémorragie excessive peut survenir immédiatement et en postopératoire en raison de l'implication chirurgicale des vaisseaux palatins. L'utilisation d'un porte-lame incurvé permet à l'opérateur de réaliser une incision d'épaisseur quasi uniforme à l'endroit approprié avec un minimum de problèmes d'accès.[146]

- **Exposition osseuse :** Une exposition osseuse postopératoire a été observée après le retrait du tissu de greffe de la muqueuse masticatoire de la zone palatine recouvrant les exostoses osseuses.[146]

- **Paresthésie des lèvres :** La violation du faisceau neurovasculaire a provoqué des cas de paresthésie et d'anesthésie dans les cas de palais peu profond et également dans les cas où le site donneur a été étendu antérieurement à la région de l'incisive latérale et au-delà.[146]

- **Hémostase et contraction tissulaire :** L'hémostase, la contraction minimale des tissus après la greffe et la quantité limitée de tissu obtenu sont quelques-unes des complications des autres sites donneurs comme la tubérosité maxillaire et la zone rétromolaire.[146]

<u>**Complications liées au site receveur :**</u>

- **Hémorragie :** Une hémorragie excessive au niveau du site receveur a rarement été rencontrée. Elle peut entraîner la formation d'un espace mort et réduire l'apport sanguin du greffon, ce qui compromet la survie du greffon.[146]

- **Hémorragie non contrôlée :** Une hémorragie non contrôlée au niveau du site receveur a été citée comme une raison de l'échec de la greffe en raison de la séparation de la greffe du lit receveur par un hématome et de la non-union ultérieure avec le tissu conjonctif sous-jacent.[146]

- **Problèmes liés à la taille et à l'épaisseur du greffon :** Les greffons trop épais entraîneront un profil tissulaire exagéré dans la zone concernée. Les implications à long terme d'un tissu volumineux qui peut être facilement traumatisé ne sont pas connues. Un gros greffon peut s'étendre au-delà des marges du site receveur et, s'il n'est pas correctement coupé au moment de la chirurgie, une nécrose marginale peut s'ensuivre. Les greffons d'environ 1 mm d'épaisseur placés dans les limites du site receveur ont toujours donné des résultats acceptables.[146]

- **Stabilité du greffon après l'intervention :** Les micro-mouvements du greffon rendent le greffon mobile et lâche, ce qui entrave l'apport sanguin au greffon et entraîne une nécrose ultérieure.[146]

- **Stabilité du greffon mature :** Le mouvement du greffon est apparemment lié à un retrait inadéquat des fibres musculaires ou du tissu aréolaire lâche de la sous-muqueuse du site receveur. Ces greffons "mobiles" sont probablement un peu plus résistants aux traumatismes de la brosse à dents que la muqueuse alvéolaire, mais n'offrent aucun des avantages de la gencive attachée pour prévenir l'extension de l'inflammation marginale.[146]

- **Échec de l'union du greffon :** L'échec complet d'une "prise" ou union du greffon avec le site receveur sous-jacent est rarement rencontré. La cause de l'échec de l'union du greffon pourrait être l'inversion accidentelle du greffon lors de son transfert sur le site receveur, de sorte que la surface kératinisée orale soit placée contre le lit vasculaire receveur. L'échec de la survie du greffon peut également se produire si le site receveur comprend une grande zone d'os exposé, bien que les greffons guérissent bien sur des lits receveurs avec de petites zones d'exposition osseuse entourées de tissu conjonctif vasculaire.[146]

- **Retard de cicatrisation :** Un retard de cicatrisation du greffon au niveau du site receveur n'a été que rarement rencontré. Occasionnellement, un excès de tissu de granulation persiste sur le bord du site de la greffe ou du lambeau, peut-être en raison d'une réaction à un corps étranger. Une simple excision permet d'éliminer ce tissu. L'infection n'a pas été observée comme un problème.[146]

- **Autres complications :** Résorption radiculaire externe, kystes gingivaux, abcès des tissus mous gingivaux, rejet de cellules épithéliales, réaction au matériel de suture, défauts du cul-de-sac gingival, etc. peuvent également être rencontrés.[146]

Pour éviter les complications, il convient de respecter les points suivants :

- Une hémorragie excessive peut être évitée en suturant le lambeau palatin en position immédiatement après la préparation du tissu du donneur. Cela permet de réduire la taille du caillot sanguin et d'éviter ainsi la nécrose des tissus.[146]

- La probabilité de saignement postopératoire est réduite lorsque le vide présent entre les bords de la plaie est rempli de Gelfoam ou d'Avitenef.[146]

- Pour éviter de blesser l'artère et le nerf palatins supérieurs, l'étendue antérieure de la chirurgie du site donneur doit être limitée de l'angle de la ligne mésiale de la prémolaire à l'angle de la ligne distale de la canine.[122]

- Pendant la préparation du site donneur et du site receveur, les incisions verticales peuvent être évitées car elles réduisent la circulation sanguine au niveau du site de la greffe, diminuent l'inconfort du patient pendant le processus de guérison et favorisent une guérison plus rapide.[122,146]

La cicatrisation des plaies

La guérison se déroule biologiquement en trois phases distinctes.

1. **Phase inflammatoire initiale :** Dont le but est d'éliminer les tissus dévitalisés et de prévenir une infection invasive.

2. **Phase proliférative :** Pendant laquelle se produit l'équilibre entre la formation de cicatrices et les régénérations tissulaires. En général, la formation de cicatrices prédomine, bien qu'une quantité impressionnante de régénération soit possible dans la cicatrisation fœtale.

3. **Phase de remodelage :** dont l'objectif est de maximiser la résistance et l'intégrité structurelle de la plaie.[147]

En 1978, Donn[148] a évalué le rôle de la spécificité du tissu conjonctif dans la création d'une nouvelle procédure d'attachement gingival et a évalué la cicatrisation par voie histologique. [148]

- **Histologiquement, à 7 jours**, l'épithélium oral du lambeau était caractérisé par l'absence de rete pegs. La localisation superficielle de l'interface entre le greffon et le lambeau était indiquée cliniquement par la présence d'un caillot sanguin et histologiquement par la présence d'une projection plus profonde du rete peg. La vascularisation avec engorgement des capillaires s'est avérée importante dans le ligament parodontal (PDL) et l'os. On a observé plus de vaisseaux provenant du ligament parodontal envahissant la zone du greffon faisant face à la surface de la racine alors que dans les cas où le lambeau est en retrait, la partie du greffon n'était pas couverte par le lambeau avec une absence de vaisseaux sanguins observée au niveau de la zone coronale du greffon faisant face au lambeau. Cependant, le greffon était vascularisé dans la partie apicale, recevant son apport sanguin de la partie apicale du lambeau. [148]

- **A 14 jours**, l'épithélium de jonction n'était pas encore formé mais l'interface entre le greffon et le lambeau était caractérisée par la présence d'un tissu de granulation organisé. La zone de démarcation entre le lambeau et le greffon était riche en fibres et en cellules, ce qui suggère que le lambeau s'est bien adapté au greffon. La vascularisation était réduite en général ; cependant, le greffon était complètement vascularisé. Dans certains sites, l'interface entre le greffon et le périoste et entre le greffon et le lambeau ne pouvait pas être distinguée. Cependant, une adaptation moins optimale du greffon au lit périosté pouvait être délimitée par les restes du caillot sanguin. [148]

- **À 28 jours**, l'établissement de l'épithélium de jonction a été observé avec une épaisseur accrue de l'épithélium sulculaire. La cheville de l'épithélium était courte et trapue, sans démarcation entre le greffon et le lit périosté. Le CT était composé de fibres de collagène plus épaisses et bien organisées. Cependant, la vascularisation a été restaurée à l'aide de différents plexus vasculaires : Plexus sous-épithélial, créviculaire, parodontal et supra-périosté. [148]

- **À 60 jours**, l'épithélium de toutes les zones avait retrouvé sa forme, son épaisseur et son aspect normaux, avec un tissu conjonctif bien organisé et des fibres de collagène matures et denses. La maturation de la vascularisation était complètement achevée.[146]

En **2001, Guiha et al**[30] ont évalué histologiquement la cicatrisation et la revascularisation du SECTG, utilisé à des fins de couverture de récession, afin d'observer le type d'attachement tissulaire développé entre le tissu greffé et la surface de la racine chez le chien beagle. [30]

En **2017, Perrotto et al**[149] ont réalisé une étude similaire chez l'homme et ont évalué la vascularisation et la cicatrisation du CTG dans le traitement de la récession. Ils ont conclu que la cicatrisation de la zone donneuse et de la zone receveuse s'accompagne d'une augmentation de la microvaculature et d'une réduction des fibres nerveuses et des terminaisons nerveuses libres dans la couche épithéliale et la paroi endothéliale des gros vaisseaux. . [149]

La survie d'une greffe de tissu mou libre placée sur une surface radiculaire dénudée dépend de la diffusion du plasma et de la revascularisation subséquente des parties de la greffe qui reposent sur le lit de tissu conjonctif entourant la déhiscence.[28] L'établissement d'une circulation collatérale à partir des bordures vasculaires adjacentes du lit permet le phénomène de guérison par "pontage".[74] Par conséquent, la quantité de tissu qui peut être maintenue sur la surface de la racine est limitée par la taille de la zone avasculaire.[74,104] D'autres facteurs considérés comme critiques pour la survie du greffon tissulaire placé sur la surface radiculaire sont qu'un lit vasculaire suffisant soit préparé autour de la déhiscence et qu'un greffon épais soit utilisé.[78] Un autre phénomène de cicatrisation fréquemment observé après des procédures de greffe libre est le "creeping attachment", c'est-à-dire la migration coronale de la marge des tissus mous. Ce phénomène est la conséquence de la maturation des tissus pendant une période d'environ un an après le traitement.[28]

Il existe peu d'évaluations histologiques de la nature de l'attachement établi à la surface de la racine après l'utilisation de greffes de CTG pour le recouvrement de la racine.[28] **Harris (1999)[27] et Majzoub et al. (2001),[150]** rapportant chacun le résultat histologique de greffes de tissu conjonctif libre dans deux cas, n'ont trouvé que des quantités minimes de formation de nouveau cément dans la partie la plus apicale du défaut de récession et que la guérison a donné lieu à un long épithélium de jonction occupant l'interface entre le tissu mou de couverture et la racine. **Carnio et al. (2002)[151]** ont procédé à l'évaluation histologique de quatre cas de recouvrement de racines avec une greffe de tissu conjonctif combinée à l'application de protéines de la matrice de l'émail (Emdogain®).[151] Ils ont rapporté que la cicatrisation avait entraîné une adhésion du tissu conjonctif à la surface de la racine et que la formation d'un nouveau cément n'avait été observée que dans l'extrémité la plus apicale de la zone greffée.[151]

ANALYSE DE LA LITTÉRATURE

Langer B et Langer L (1985)[24] ont rapporté pour la première fois l'utilisation du SECTG avec un design rectangulaire pour la couverture radiculaire des dents. La technique impliquait l'utilisation d'une greffe libre de tissu conjonctif et d'épithélium avec un lambeau d'épaisseur partielle sus-jacent et une augmentation de 2 à 6 mm de la couverture radiculaire a été obtenue dans 56 cas sur une période de 4 ans. Le succès de ces greffes a été attribué à la double irrigation sanguine du site receveur à partir de la base de tissu conjonctif sous-jacente et du lambeau receveur sus-jacent.

Raetzke (1985)[31] a introduit une nouvelle méthode pour le traitement de la récession parodontale localisée en utilisant le SECTG avec un traumatisme chirurgical minimal sur les sites receveurs et donneurs palatins. 10 patients présentant 12 zones de récession ont été inclus dans l'étude. Un coin du tissu palatin du donneur a été retiré avec une bande d'épithélium et inséré dans une enveloppe créée autour de la surface de la racine avec une dissection d'épaisseur variable. Après 8 mois post-chirurgicaux, la couverture radiculaire moyenne (CRM) était de 80 % avec un gain de largeur du tissu kératinisé de 3,5 mm. Cette technique présente plusieurs avantages, notamment un traumatisme chirurgical minimal au niveau de la zone receveuse, une augmentation de l'apport sanguin à partir des zones latérales et papillaires, une surface de plaie mineure au niveau du site palatin, ce qui est avantageux par rapport aux autres méthodes qui laissent un défaut de surface correspondant à la taille de la greffe, et une amélioration de l'aspect esthétique dans la phase initiale de la guérison.

Nelson S (1987)[140] a rapporté l'utilisation d'une greffe de tissu conjonctif sous-pédiculaire qui est composée d'une greffe de tissu conjonctif libre et d'une greffe pédiculaire sus-jacente dans le traitement de la récession gingivale. Dans ce rapport, 29 dents ont été traitées et suivies pendant 42 mois. Ces 29 dents ont été divisées en : 20 dents présentant une récession avancée (7 à 10 mm), 3 dents présentant une récession modérée (4 à 6 mm), et 6 dents présentant une légère récession de 3 mm. Après 42 mois, la couverture radiculaire a été mesurée à 100 % pour une légère récession (3 mm), 92 % pour une récession modérée (4 à 6 mm) et 88 % pour une récession avancée (7 à 10 mm). Cette technique a permis de réduire les risques de nécrose du tissu greffé, car la section bilaminaire du greffon est alimentée en sang par le lambeau pédiculaire.

Jahnke PV, Sandifer JV, Gher MV et al (1993)[152] a comparé la FGG épaisse et la CTG dans le traitement de la récession gingivale. Des défauts appariés chez neuf patients ont été choisis au hasard pour être traités soit avec la FGG, soit avec la CTG. La couverture radiculaire moyenne pour la FGG et la CTG après six mois était de 8,1 mm avec une couverture radiculaire moyenne (MRC) de 80% et 8,8 mm avec 44% de MRC respectivement. Une couverture radiculaire complète a été obtenue dans 5 des 9 CTG mais seulement dans un des 9 FGG. Les résultats suggèrent que le CTG a fourni un plus grand pourcentage de couverture radiculaire que le FGG.

Bouchard P, Etienne D, Ouhayoun J et al (1994)[153] a mené une étude comparative dans laquelle le SECTG a été utilisé par deux procédures différentes dans le traitement de la récession gingivale. 30 défauts de récession de classe I et de classe II ont été sélectionnés et répartis en deux groupes. Dans un groupe (15 sites), la chirurgie a été réalisée selon la technique traditionnelle de **Langer et Langer**[24] : le collet épithélial du greffon a été préservé et laissé exposé **(groupe CTG)**. Dans le second groupe (15 sites), le col épithélial du greffon a été retiré et les zones de récession ont été conditionnées avec de l'acide citrique **(groupe CR)**. Après 6 mois, la MRC a été enregistrée à 65,5 % (2,15 mm) et 94,4 % avec (2,34 mm) pour le groupe CR et le groupe CTG, respectivement. Les auteurs ont indiqué que la procédure du groupe CR donne de meilleurs résultats esthétiques que celle du groupe CTG. Cependant, lorsqu'une augmentation plus importante avec du tissu kératinisé était nécessaire, la procédure du groupe CTG était préférée.

Bruno (1994)[129] a décrit la technique de double-incision comme l'une des modifications de la technique de **Langer et Langer** pour le prélèvement de SECTG sur le palais. Le greffon prélevé et transféré au site receveur a été préparé à l'aide d'un lambeau d'épaisseur partielle. Cette technique a permis d'éliminer l'utilisation d'incisions verticales au niveau du site donneur palatin, car elles réduisent la circulation sanguine vers le site de la greffe. L'auteur a déclaré qu'éviter l'utilisation d'incisions verticales au niveau du site donneur palatin, bien que cela augmente la difficulté de la procédure et ne semble pas améliorer les résultats cliniques, mais que l'absence d'incisions verticales réduit l'inconfort du patient pendant le processus de guérison et favorise une guérison rapide.

Allen (1994)[141] a introduit l'utilisation de la technique de l'enveloppe supra-périostée pour le traitement de multiples zones adjacentes de récession. Il a utilisé une dissection d'épaisseur partielle au niveau de la zone receveuse sans incisions verticales. Cette série de cas comprenait 23 sites chez 12 patients présentant des défauts de récession de classe I et II selon Miller. Après une période de 4 ans, une CRC a été obtenue dans 14 des 23 sites (61%). Sur les neuf sites restants, cinq ont obtenu une couverture de 75 % et quatre une couverture de 20 à 7 %. La MRC pour tous les sites était de 84%. Cette série de cas a permis de conclure que la technique de l'enveloppe supra-périostée minimise la nécrose du greffon grâce à une perfusion vasculaire accrue, réduit la cicatrisation, préserve les papilles intactes et favorise le mélange esthétique des tissus impliqués.

Wennstrom JL et Zucchelli G (1996)[154] ont comparé la couverture radiculaire de 103 défauts de récession situés dans la bouche en utilisant un lambeau avancé coronairement avec ou sans CTG. 68% des récessions étaient situées au niveau des canines et des premières prémolaires, 62% étaient associées à des dents maxillaires et 38% à des dents mandibulaires. Après une phase initiale de prophylaxie, les sites de récession ont été recouverts chirurgicalement par un lambeau coronaire avancé (CAF) seul (sites témoins), ou par un lambeau coronaire avancé combiné à la CTG libre prélevée sur le palais (sites tests). Après l'examen de suivi à 24 mois, la MRC a été enregistrée à 98,9 % (1,5 mm) dans le groupe test et à 97,1 % (3,6 mm) dans le groupe témoin respectivement.

Ricci G, Silvestri M, Tinti C et al (1996)[155] ont mené une étude comparative dans laquelle le SECTG a été comparé au GTR dans le traitement des récessions gingivales. Trente-six récessions gingivales appartenant à la classe I et à la classe II de Miller ont été traitées de manière aléatoire : 18 cas avec (SECTG) et 18 cas avec (GTR). Après 1 an, la MRC était de 77,08 % (3,83 mm) dans le groupe SECTG et de 80,88 % (4,61 mm) dans le groupe GTR. Cette étude a montré que la technique GTR s'est avérée être une modalité de traitement préférable pour les défauts de récession par rapport à la technique SECTG.

Bouchard P, Nilveus R, Etienne D et al (1997)[156] ont mené une étude comparative dans laquelle le SECTG a été utilisé avec deux agents de conditionnement radiculaire différents pour le traitement des récessions gingivales. 30 défauts de récession de classe I et de classe II ont été sélectionnés et répartis en deux groupes. Dans les deux groupes, le collet épithélial de la greffe a été retiré et les zones de récession ont été conditionnées soit avec de l'acide citrique **(groupe CA)** soit avec du chlorhydrate de tétracycline **(groupe TTC-HCl).** Après 6 mois, **le** pourcentage moyen de couverture radiculaire était de 79,3 % et 84,0 % pour le groupe TTC-HC1 et le groupe CA, respectivement. **La** surface moyenne d'exposition des racines a été réduite de 11,53 mm^2 à 0,34 mm^2 pour le groupe TTC-HC1 et de 13,30 mm^2 à 0,29 mm^2 pour le groupe CA respectivement, la différence étant statistiquement non significative. Les auteurs ont conclu que les deux agents ont des effets cliniques comparables. Comme la couverture radiculaire et l'augmentation gingivale ont été réussies avec l'un ou l'autre conditionnement radiculaire, le SECTG pourrait être indiqué pour la couverture radiculaire avec un taux de réussite clinique acceptable.

Paolantonio M, di Murro C, Cattabriga A et al (1997)[157] a comparé SECTG et FGG dans la couverture des surfaces radiculaires exposées pendant une période de cinq ans. 70 défauts de récession de classe I et de classe II ont été sélectionnés, parmi lesquels 35 défauts ont été attribués au groupe A pour être traités avec la FGG et 35 défauts au groupe B pour être traités avec le SECTG. Après une période de cinq ans, les MRC pour les groupes A et B étaient respectivement de 53,19% et 83,15%. On a constaté que la couverture radiculaire à 100% était plus importante dans les cas du groupe B (21 patients) que dans ceux du groupe A (3 patients).

Harris RJ (1997)[158] a mené une étude pour comparer la régénération tissulaire guidée (GTR) avec une membrane bioabsorbable d'acide polylactique ramollie avec de l'ester d'acide citrique et la GCT combinée à une greffe pédiculaire positionnée coronalement sans incisions verticales pour le traitement de profondeurs de récession de 2 mm ou plus. La MRC pour le GTR et le CTG combiné à une greffe pédiculaire positionnée coronalement était de 92,3 % et 95,0 % respectivement, la différence étant statistiquement non significative. Les deux procédures ont produit des réductions similaires de la profondeur de récession, de la largeur de récession et de la profondeur de sondage. La CTG combinée à une greffe pédiculaire positionnée coronalement a entraîné une augmentation plus importante de la quantité de tissu kératinisé. Cette étude a montré que les deux procédures peuvent donner lieu à des quantités statistiquement similaires de couverture radiculaire moyenne, mais les résultats ne sont pas identiques car, dans la plupart des cas, la CTG avec greffe pédiculaire positionnée coronalement a donné un résultat plus volumineux que la régénération tissulaire guidée. Par conséquent, les deux procédures ne sont pas interchangeables.

Harris RJ (1997)[29] a comparé ses deux techniques d'obtention de CTG à partir du palais en utilisant soit un couteau unigrade soit un scalpel à double lame. 26 patients ont été répartis de manière aléatoire en deux groupes, avec 13 patients dans chaque groupe (8 défauts de récession gingivale isolés et 11 multiples). Le CTG a été prélevé par la méthode du couteau à greffe gingivale libre dans le premier groupe et par la méthode des incisions parallèles dans le second groupe. Après 12 semaines postopératoires, la MRC pour le premier et le second groupe était de 98,3% et 98,7% respectivement. La zone de la plaie non épithélialisée dans le palais a été évaluée après une semaine postopératoire à 70,8 mm^2 pour le premier groupe et à 15,1 mm^2 pour le second groupe. L'étude a conclu que la méthode de l'incision parallèle s'avère être une meilleure alternative que la méthode de la greffe gingivale libre au couteau.

Trombelli L, Scabbia A, Tatakis D et al (1998)[159] a évalué l'effet de la GTR en comparaison avec la SECTG dans le traitement des défauts de récession gingivale. Au total, 12 patients ont été sélectionnés, chacun présentant une paire de récessions gingivales buccales controlatérales de classe I ou II selon Miller. Selon une liste de randomisation, un défaut de chaque patient a reçu une membrane bioabsorbable en polyglycolide/lactide, tandis que le défaut apparié a reçu un SECTG. Après une période de 6 mois post-chirurgicale, la profondeur moyenne de récession (RD) a significativement diminué de 3,1 mm à 1,5 mm pour le groupe GTR (couverture radiculaire de 48 %), et de 3,0 mm à 0,5 mm pour le groupe SECTG (couverture radiculaire de 81 %).

Müller HP, Eger T, Schorb A et al (1999)[142] a mené une étude pour comparer le résultat post-chirurgical de deux modes différents de couverture chirurgicale des récessions gingivales de classe I ou II, principalement peu profondes. 14 récessions faciales chez 9 patients ont été traitées à l'aide d'un lambeau repositionné coronairement en combinaison avec une membrane biorésorbable (Guidor Matrix Barrier), et 14 sites chez 13 patients ont été traités par CTG avec une technique d'enveloppe modifiée. Après 6 mois post-chirurgicaux, la MRC pour la CTG et la membrane biorésorbable a été enregistrée à 80 ± 24% et 45± 40% respectivement. La réduction du RW a été trouvée à 77 ± 35 % pour le groupe CTG tandis que 18 ± 37 % pour la membrane biorésorbable. Les auteurs ont conclu que l'utilisation de SECTG en combinaison avec la technique de l'enveloppe modifiée permet une couverture radiculaire favorable et prévisible.

Blanes R et Allen E (1999)[143] ont introduit la technique du pédicule flap-tunnel bilatéral pour couvrir les défauts de récession adjacents avec le SECTG. Ils ont modifié la technique du tunnel en incorporant une conception pédicule flap et ont obtenu 95 % de couverture radiculaire moyenne chez 6 patients lors de l'évaluation à 6 mois. Ils ont suggéré que cette nouvelle combinaison offrait de nombreux avantages, tels qu'une meilleure adaptation et stabilité (en raison de la papille interproximale tunnelisée), la prévention de la rétraction apicale et un traumatisme chirurgical moindre.

Borghetti A, Glise JM, Corti VM et al (1999)[160] ont mené une étude sur 14 patients présentant des récessions bilatérales de classe I de Miller afin de comparer deux techniques de traitement des récessions gingivales. Dans chaque paire, une récession a été traitée par CAF avec GTR et l'autre par CTG. Après 6 mois postopératoires, une MRC de 76% et 70,2% a été observée dans les groupes CTG et GTR respectivement. Aucune différence statistique n'a été observée en termes de hauteur, de largeur de la récession et de CAL. Les auteurs ont conclu que la GTR et la CTG pouvaient toutes deux être utilisées comme modalité de traitement pour la couverture radiculaire.

Hurzeler et Weng (1999)[39] ont décrit une **technique à incision unique** pour le prélèvement de greffons CTG. Un lambeau d'épaisseur partielle a été soulevé en utilisant une seule incision parallèle à la marge gingivale pour obtenir un greffon de taille et d'épaisseur variables. Comme aucune bande d'épithélium n'a été enlevée avec la CTG, le site donneur palatin a guéri avec une intention primaire qui favorise la guérison du site donneur. Cette technique a proposé l'utilisation de lames parallèles qui ont aidé à récolter une épaisseur uniforme de greffon de différentes tailles dans différentes situations anatomiques de la voûte palatine.

Rosetti EP, Marcantonio RAC, Rossa Jr C et al (2000)[161] a mené une étude pour évaluer la comparaison du SECTG et du GTR avec une membrane de collagène (GTRC) pour le traitement des récessions gingivales chez l'homme. Vingt-quatre défauts de récession bilatéraux de classe I/II de Miller chez douze patients sur des canines/prémolaires ont été traités par SECTG ou GTRC et les patients ont été évalués au départ et 18 mois après l'intervention. Les deux procédures étaient statistiquement similaires en ce qui concerne la couverture radiculaire, 95,6 % étant obtenus avec la SECTG et 84,2 % avec la GTRC. Les deux groupes ont démontré une amélioration esthétique et clinique significative pour la couverture de la récession gingivale. Il a été conclu que le SECTG était meilleur pour le traitement des récessions gingivales.

Tatakis DN et Trombelli L (2000)[162] ont mené un essai pour évaluer l'effet de la GTR par rapport à la CTG dans le traitement des défauts de récession gingivale. Douze patients présentant des défauts de récession de classe I et II de Miller ont été traités avec une membrane biorésorbable de polyacide lactique d'un côté et une GCT de l'autre. La profondeur moyenne de récession (MRD) a diminué de manière statistiquement significative de 2,5 mm avant la chirurgie à 0,5 mm avec la GTR (81 % de couverture radiculaire), et de 2,5 mm à 0,1 mm avec la CTG (96 % de couverture radiculaire) à 6 mois après la chirurgie. Les auteurs ont conclu que le traitement des défauts de récession gingivale chez l'homme avec la CTG ou la GTR en termes de couverture radiculaire et de couverture radiculaire complète favorisait systématiquement l'utilisation de la CTG, bien que la différence dans les mesures ne soit pas statistiquement significative.

Caffesse R, La Rosa M, Garza M et al (2000)[163] a évalué l'utilisation de la déminéralisation à l'acide citrique dans le résultat du SECTG réalisé pour couvrir la récession localisée. 36 récession de classe I et II de Miller ont été traitées par SECTG, dont 19 sites receveurs ont reçu une déminéralisation radiculaire à l'acide citrique et 17 n'en ont pas reçu. Les paramètres cliniques évalués au départ et 6 mois après le traitement comprenaient la RD, la RW, la PD et la WKT. Les résultats ont montré une réduction significative de la RD, RW et WKT entre les deux groupes. Le RD était de 2,79 ± 0,79 et 2,56 ± 0,73 et le RW de 3,74 ± 1,19 et 3,70 ± 0,5 respectivement. Le WKT a augmenté de manière significative, indépendamment de l'application ou non d'acide citrique (2,47 ± 1,6 et 2,30 ± 1,2 mm respectivement) et aucun changement statistiquement significatif n'a été constaté dans la profondeur de sondage. Les auteurs ont conclu que le SECTG donne des résultats satisfaisants dans le traitement de la récession gingivale localisée, indépendamment de l'utilisation de la déminéralisation par l'acide citrique.

Lorenzana et Allen (2000)[40] ont rapporté deux cas présentant de multiples défauts de récession de classe I de Miller. Ils ont prélevé le tissu donneur palatin en modifiant la technique de prélèvement de Bruno, en utilisant une dissection émoussée pour obtenir le tissu conjonctif avec le périoste. Après 9 mois de chirurgie, la couverture radiculaire dans les deux cas était de 100%. Comme la technique de **Bruno** a donné lieu à une greffe de CTG mince avec absence de fermeture primaire du site donneur, la technique proposée en une seule incision a permis d'obtenir une CTG dense sans collet épithélial et une fermeture primaire de la plaie palatine. Cela a accéléré la réponse de guérison au niveau du site donneur et diminué les complications postopératoires. Les auteurs ont modifié la technique de Bruno qui améliore le confort postopératoire du patient et la couverture radiculaire prévisible.

Cordioli G, Mortarino C, Chierico A et al (2001)[164] ont mené une étude pour évaluer l'efficacité de l'utilisation du CTG en conjonction avec le lambeau coronaire avancé (CAF) par rapport au CTG utilisé avec la technique de l'enveloppe (technique combinée) dans le traitement des récessions gingivales de classe I et II de Miller. 31 sites de récession ont été traités dans chaque groupe. La couverture radiculaire moyenne (MRC) et la largeur moyenne du tissu kératinisé (WKT) ont été évaluées 1,5 an après l'intervention. Dans le groupe CTG avec enveloppe, la MRC était de 89,6 % ± 15 % et dans le groupe CTG utilisé avec CAF de 94,7± 11,4 %. Le WKT pour le groupe enveloppe a été enregistré à 4,5 ± 1,1 mm tandis que 2,7 ± 1,6 mm pour le groupe CTG + CAF. L'étude a conclu que la technique combinée a permis une réduction significative de la récession.

Novaes AB Jr, Grisi DC, Molina GO et al (2001)[165] ont mené une étude pour évaluer la comparaison entre le SCTG et la greffe de matrice dermique acellulaire (ADM) pour le traitement des récessions gingivales chez l'homme. 30 récessions gingivales bilatérales de classe I ou II de Miller ont été sélectionnées et réparties au hasard dans le groupe test et dans le groupe témoin. Les paramètres cliniques ont été enregistrés à 3 mois et 6 mois après l'opération. Aucune différence statistique n'a été observée en termes de MRC et de WKT. L'étude a conclu que l'ADM peut être utilisé comme substitut du tissu donneur palatin dans les procédures de recouvrement radiculaire.

Wang HL, Bunyaratavej P, Labadie M et al (2001)[166] a mené une étude sur seize sujets présentant une récession gingivale humaine bilatérale de classe I/II de Miller de ≥ 3mm et traités soit par SECTG soit par GTRC. Les mesures (RD, RW, CAL, PD et WKT) ont été prises au départ et à 6 mois. Aucune différence statistiquement significative n'a été observée dans la RD, la CAL et la WKT entre les deux groupes. Une couverture radiculaire moyenne de 73 % a été observée avec la GTRC et de 84 % avec la SECTG. Les auteurs ont conclu que les deux techniques étaient cliniquement comparables pour le traitement de la récession gingivale et que l'utilisation du GTRC peut éliminer le besoin d'un second site chirurgical.

Hirsch A, Attal U, Chai E et al (2001)[36] a rapporté une série de cas dans lesquels le SECTG a été prélevé dans la région de la tubérosité pendant une procédure de réduction de poche dans le maxillaire postérieur et a été utilisé pour le recouvrement de la racine. 44 sites de récession gingivale de classe I ou II de Miller chez 25 patients ont été traités avec du SECTG prélevé dans la zone de la tubérosité. Après 3 ans de traitement, une MRC de 95% a été enregistrée et la réduction moyenne de la profondeur de récession finale était de 0,16 ± 0,006 mm. Cette série de cas a permis de conclure que le SECTG prélevé dans la zone de la tubérosité permet une couverture prévisible et esthétique de la racine, ce qui élimine le besoin d'un second site chirurgical.

Del Pizzo M, Modica F, Bethaz N et al (2002)[25] a comparé trois procédures chirurgicales différentes pour le prélèvement d'une greffe de tissu conjonctif : la technique à incision unique (SI), la greffe gingivale libre (FGG) et la technique à trappe (TD). 36 patients nécessitant une procédure de recouvrement radiculaire ont été sélectionnés pour être traités à l'aide d'une technique bilaminaire et répartis au hasard (12 par groupe) dans les groupes FGG, TD ou SI. Les paramètres suivants ont été enregistrés à 1, 2, 3, 4, 6 et 8 semaines après la chirurgie : saignement immédiat et retardé (iB, dB), épithélialisation complète (CE), inconfort (D). La différence était statistiquement significative pour l'EC à la troisième semaine postopératoire et s'est avérée être de 100% pour TD, SI et 50%, pour FGG. Le paramètre dB s'est avéré être de 33% dans le groupe FGG ; 16% dans le groupe TD et 8% dans le groupe SI tandis que iB a été observé à la fois dans les groupes FGG et TD mais pas avec SI. L'étude a conclu que l'EC se produit plus rapidement dans le groupe SI que dans le groupe FGG, tandis que le taux d'inconfort était également plus faible dans les groupes SI et TD que dans le groupe FGG.

Harris RJ (2002)[167] a mené une étude pour évaluer deux variations différentes de lambeaux de site receveur avec l'utilisation de SECTG dans les sites de récession gingivale de classe I ou II de Miller. 100 patients ont été traités consécutivement avec le

SECTG combiné à une greffe à double pédicule (premier groupe), tandis que le second groupe de 100 patients a été traité avec le SECTG combiné à une greffe à pédicule positionnée de façon coronale. Les sites de récession ont été évalués en termes de PD, RD, MRC et WKT avant et après la chirurgie. Aucune différence statistiquement significative n'a été détectée dans les mesures de PD, RD et WKT post-chirurgicales, tandis que la MRC pour le premier et le second groupe était de 97,7% et 96,1% respectivement. Les résultats de cette étude ont confirmé que les deux variantes de lambeaux du site receveur et le SECTG étaient tout aussi efficaces dans le traitement des procédures de recouvrement radiculaire.

McGuire MK et Nunn M (2003)[168] ont mené une étude comparative dans laquelle 17 patients présentant des défauts de récession faciale ont été traités de manière aléatoire soit par CTG + CAF (groupe témoin), soit par un dérivé de la matrice d'émail EMD + CAF (groupe test). Les sites de récession ont été évalués à 6 mois et à 1 an. Il a été constaté que le groupe test était aussi efficace que le groupe témoin en termes de PD, CAL, RD et WKT. A 1 an, le pourcentage de couverture radiculaire pour le groupe test et le groupe témoin était de 95,1% et 93,8% respectivement. Les auteurs ont conclu que l'EMD+CAF présente des résultats cliniques similaires à ceux de la SECTG et constitue une alternative en éliminant le risque de morbidité lié au prélèvement de greffons de tissus mous.

Zucchelli G, Amore C, Sforza NM et al (2003)[9] a comparé le résultat du traitement de deux procédures chirurgicales bilaminaires en termes de couverture radiculaire et d'aspect esthétique des sites de récession gingivale de classe I ou II de Miller traités chirurgicalement. 15 jeunes sujets en bonne santé systémique et parodontale présentant deux défauts de type récession de profondeur similaire affectant les dents controlatérales dans la zone esthétique du maxillaire ont été recrutés dans l'étude. Les deux groupes ont été traités par CAF avec CTG, la différence résidant dans la taille, l'épaisseur et le positionnement de la CTG.Le groupe test comprenait une CTG de ≤ 1 mm et placée apicale à la CEJ tandis que le groupe témoin comprenait la CTG ≥ 1 mm et placée coronale à la CEJ. Après un an, la réévaluation clinique a donné une MRC de 97,3 % dans le groupe test et 94,7 % dans le groupe témoin et une CRC de 86,7 % dans le groupe test et 80 % dans le groupe témoin. L'étude a conclu que la taille réduite et l'épaisseur minimale de la CTG, ainsi que son positionnement apical par rapport à la CEJ, ont facilité la couverture du greffon par la CAF.

Tözüm TF et **Dini FM (2003)**[144] ont utilisé une procédure de tunnel modifiée et le SECTG pour le traitement de 14 défauts de récession gingivale maxillaire adjacents. Les sites receveurs ont été préparés par dissection d'épaisseur partielle comme décrit par Allen. Cependant, la dissection d'épaisseur partielle a été convertie en épaisseur totale dans la direction coronoapicale à travers la jonction mucogingivale, afin de préserver davantage de vaisseaux gingivaux majeurs à l'intérieur de la flap. Après 8 mois, la MRC était de 95 %, le gain moyen en CAL était de 3,67 mm, la couverture radiculaire moyenne était de 3,28 mm et la réduction moyenne de la profondeur de poche était de 0,64 mm. Les auteurs ont indiqué que l'approche tunnel modifiée proposée améliorait le taux de réussite de la greffe de tissu conjonctif et augmentait la quantité de couverture radiculaire.

Cetinar D, Bodur A et Uraz A (2004)[130] a évalué l'efficacité de la greffe de tissu conjonctif à mailles expansées (e-MCTG) dans le traitement de 52 sites de récession gingivale de classe I ou II de Miller. Le e-MCTG obtenu à partir de la muqueuse palatine a été expansé pour couvrir le lit receveur qui était 1,5 fois plus grand que la greffe. Après 12 mois de chirurgie, on a constaté un gain statistiquement significatif de la CAL (3,2 ± 0,8 mm, p< 0,001), une augmentation de la WKT (1,2 ± 0,4 mm, p< 0,001) et de la MRC à 80%. L'étude a conclu que l'e-MCTG s'est avéré être une modalité de traitement efficace pour la gestion de multiples défauts de récession gingivale en termes de CAL, WKT et MRC.

Nemcovsky CE, Artzi Z, Tal H et al (2004)[169] a mené une étude comparative sur 70 patients présentant des sites de récession gingivale de classe I ou II de Miller traités soit par CTG + CPF, soit par EMD + CPF. Environ 30 sites ont été traités avec EMD + CPF et 40 sites avec CTG. Après 12 mois, le pourcentage de couverture radiculaire pour les groupes EMD et CTG était respectivement de 71,7 ± 16,14% et 87% ± 12%. Aucune différence statistiquement significative n'a été constatée dans les mesures de PD, WKT et CAL. Il a été conclu que la procédure CTG donne de meilleurs résultats que la procédure EMD.

da Silva RC, Joly JC, de Lima AF et al (2004)[170] a réalisé une étude sur 11 patients non-fumeurs présentant des récessions gingivales buccales bilatérales de classe I ou II selon Miller. L'essai clinique randomisé a comparé le lambeau positionné coronairement seul (CPF seul) ou en conjonction avec le SECTG. Les paramètres cliniques évalués au départ et 6 mois après le traitement comprenaient la profondeur de récession (RD), la largeur de récession (RW), la profondeur de sondage (PD) et le niveau d'attachement clinique (CAL). Aucune différence statistiquement significative n'a été constatée dans la mesure de la PD, de la WKT et du CAL. La MRC pour le CPF seul et le CPF +SECTG s'est avérée être de 69% et 75% respectivement.

Bosco A, Bosco J (2007)[130] a présenté une approche chirurgicale alternative pour le prélèvement de SECTG à partir de muqueuse palatine mince et a traité deux patients présentant des récessions gingivales buccales de classe I ou II de Miller. Un lambeau d'épaisseur partielle a été soulevé et un greffon composé d'un épithélium et de tissu conjonctif a été prélevé sur le palais. La couche superficielle du greffon (épithélium + fine couche de CT) a ensuite été disséquée du greffon et replacée sur le site donneur pour une cicatrisation plus rapide. La couche sous-jacente de CT a été placée au niveau du site receveur pour la couverture radiculaire. Après 6 mois post-chirurgicaux, l'hypersensibilité radiculaire a diminué avec une épithélisation complète du site donneur palatin. Les auteurs ont indiqué que cette technique évite de blesser les artères et les nerfs palatins. L'absence de tissu glandulaire et adipeux des greffons CT superficiels a amélioré le processus de guérison au niveau du site receveur et la mise en place de greffons épithélialisés a favorisé la guérison au niveau du site donneur. Les auteurs ont décrit une technique de prélèvement sûre et facile pour l'obtention de SECTG à partir de palais minces et peu profonds.

Jung U, Um YJ, Choi S (2008)[37] rapporte deux cas cliniques dans lesquels une manchette gingivale de la zone de la tubérosité maxillaire sert de site donneur pour des procédures de recouvrement radiculaire. Les sites de récession ont été traités avec la technique de la poche et une couverture radiculaire complète a été obtenue dans les deux cas avec une guérison sans incident. Ce rapport de cas a conclu que la couverture radiculaire avec des tissus prélevés dans la zone de la tubérosité maxillaire s'est avérée être une méthode plus facile que l'obtention de la greffe à partir de la muqueuse masticatoire palatine.

Ribeiro F, Zandim D, Pontes A et al (2008)[26] a rapporté un cas clinique dans lequel le SECTG a été utilisé avec la technique du tunnel pour traiter des récessions multiples. Le SECTG a été retiré et divisé en sections transversales pour allonger le greffon, qui a été placé dans le tunnel et suturé au site receveur. Après 3 ans de suivi, la MRC a été enregistrée à 2,2 ± 0,7 mm (74,2 %) et le gain moyen de tissu kératinisé était de 2,2 mm. Ce rapport de cas conclut que la technique du tunnel avec le SECTG allongé a été utilisée avec succès pour le traitement de récessions gingivales multiples avec gain de tissu kératinisé.

McLeod D, Reyes E, Mays G (2009)[132] a rapporté un cas clinique de prélèvement de CTG sur le palais. La technique impliquait une deepithelialisation palatine partielle et le prélèvement d'une couche de CTG fine et uniforme abondante pour traiter plusieurs zones de récession gingivale. Après 3 mois d'évaluation postopératoire, la MRC s'est avérée être de 90%. Il a été conclu que la deepithelialisation palatine partielle et la procédure chirurgicale du tunnel appliquée ont donné un résultat clinique positif avec une couverture radiculaire accrue.

McGuire MK et Scheyer ET (2010)[171] ont mené un essai contrôlé randomisé à simple masque avec des côtés contralatéraux chez 25 personnes présentant des défauts de récession de type déhiscence traités à l'aide d'une matrice de collagène xénogénique (CM) avec CAF ou CTG + CAF. Les sites de récession ont été évalués à 6 mois et à 1 an. Il a été constaté que la CM + CAF était aussi efficace que la CTG+CAF dans le traitement des défauts de récession. À 1 an, le pourcentage de couverture radiculaire était de 88,5 % et de 99,3 % (p = 0,0313) dans le groupe test et le groupe témoin respectivement. Les auteurs ont conclu que CM+CAF montre une alternative viable à CTG+CAF, en éliminant le risque de morbidité de la récolte de greffe de tissu mou.

Zucchelli G, Mele M, Stefanini M et al (2010)[133] a mené une étude clinique randomisée sur un total de 50 cas de récession gingivale de classe I et de classe II selon Miller. Les sites de récession à traiter à l'aide d'un CTG et d'un lambeau avancé coronaire ont été répartis au hasard entre le groupe témoin et le groupe test. La CTG a été prélevée soit par l'approche de la trappe (groupe témoin), soit par la désépithélialisation d'une greffe gingivale libre (groupe test). Après 12 mois postopératoires, la MRC était de 96,2 ± 8,93 % dans le groupe test et de 92,28 ± 13,06 % dans le groupe témoin. Aucune différence statistiquement significative n'a été trouvée en ce qui concerne les paramètres cliniques impliquant le CAL, le WKT et le RD. La seule différence statistiquement significative a été trouvée dans le paramètre clinique de GT qui a été enregistré à 1,55 ± 0,21 mm et 1,32 ± 0,22 mm pour le groupe témoin et le groupe test respectivement. L'étude a conclu que les deux types de greffons étaient également efficaces dans la procédure de couverture radiculaire.

Aroca S, Keglevich T, Nikolidakis D et al (2010)[172] a réalisé une étude randomisée à bouche partagée pour le traitement des récessions gingivales multiples de classe III. 20 patients d'un âge moyen de 31,7 ans ont été traités par la technique du tunnel modifié coronalement avancé (CAMT). Les patients présentant au moins trois récessions gingivales adjacentes des deux côtés de la bouche ont été traités par la MTT. Le groupe test comprenait la CTG avec la CAMT et l'EMD (CAMT+CTG+EMD) tandis que le groupe témoin était traité par la CTG avec la CAMT (CAMT +CTG). Les paramètres cliniques, dont le CAL, le MRD et le MRC, ont été évalués au départ et après une période d'un an. Pour le groupe test, la DRM a diminué de manière significative de 3,5 ± 1,5 mm (ligne de base) à 0,8 ± 1,1 mm (1 an) et pour le groupe témoin ; de 3,21± 4 mm (ligne de base) à 0,6 ± 0,9 mm (1 an). Les deux traitements ont entraîné un gain significatif de CAL (3,11 mm et 2,86 mm pour les groupes test et témoin, respectivement) avec une MRC de 82 % pour le groupe test et 83 % pour le groupe témoin a été observée. Il a été conclu que le CAMT avec CTG peut être utilisé pour le traitement de multiples défauts de type récession de classe III où l'ajout de l'EMD n'a pas amélioré les résultats cliniques moyens.

Babu HM, Gijjari SK, Prasad D et al (2011)[173] a mené une étude clinique randomisée sur un total de 10 cas de récession gingivale de classe I et de classe II de Miller en utilisant une membrane de collagène biorésorbable ou SECTG. Six mois après les procédures de recouvrement radiculaire, la couverture radiculaire moyenne était de 84,84 % ± 16,81 % et 84,0 % ± 15,19 % dans le groupe SECTG et le groupe GTRC respectivement. L'augmentation moyenne de la largeur de la gencive kératinisée était de 1,50 ± 0,70 mm et de 2,30 ± 0,67 mm dans les groupes SECTG et GTRC respectivement. Il a été conclu que la membrane de collagène résorbable pouvait être une alternative fiable à la greffe de tissu conjonctif autogène dans le traitement de la récession gingivale.

Stimmelmayr M, Allen E, Garnet W et al (2011)[134] a rapporté une série de cas cliniques dans lesquels une couverture radiculaire a été obtenue chez 10 patients présentant une récession gingivale de classe I et II selon Miller en utilisant une combinaison de SECTG épithélialisée. Après 6 mois postopératoires, la MRC était de

92,5 % avec un gain de CAL de 2,7 mm. Cette série de cas a permis de conclure que la technique SECTG épithélialisée combinée a permis une couverture prévisible de la racine avec une réduction possible de la nécrose du greffon en raison de la couche épithéliale intacte sur le greffon exposé.

Ramakrishnan T, Kaur M, Aggarwal K (2011)[135] rapporte un cas clinique dans lequel le SECTG avec épithélium en relief a été utilisé pour couvrir une récession gingivale de classe II de Miller dans la canine supérieure droite. Le design de l'épithélium gaufré s'est exactement adapté au site de récession et la partie de tissu conjonctif a été repliée sous la marge gingivale du site receveur. Les auteurs ont utilisé cette technique parce que si seule la CTG avait été prélevée sur le site donneur et placée pour couvrir le site de récession, le tissu conjonctif aurait été exposé même après le déplacement coronal du lambeau, car la largeur de la gencive attachée dans ce site n'était que de 3 mm, ce qui aurait pu entraîner un retard de cicatrisation. Cette technique présentait plusieurs avantages, notamment l'exposition indue du tissu conjonctif et la cicatrisation de l'épithélium du greffon et du lambeau par intention primaire. Le seul inconvénient de cette technique était qu'une partie du site donneur était laissée ouverte pour une cicatrisation par intention secondaire. Ce rapport de cas a conclu que le SECTG en relief épithélial est une technique prévisible et polyvalente pour la procédure de couverture radiculaire.

Cadaropoli D, Tamagone L, Roffredo A et al (2012)[174] a réalisé une étude sur la récession de classe I ou II de Miller en utilisant la matrice de collagène porcin (MCP) + CAF (site test) ou CTG+CAF (site témoin) pour le traitement des récessions gingivales. À 12 mois, la récession moyenne était de 0,23 mm pour les sites d'essai et de 0,09 mm pour les sites témoins (p < 0,01), tandis que le pourcentage de couverture radiculaire était de 94,32 % et 96,97 % respectivement. Le gain de CAL était de 2,41 mm dans les sites d'essai et de 2,95 mm dans les sites témoins (P<0,01). Dans les limites de l'étude, les deux procédures de traitement ont entraîné une réduction significative de la récession à 12 mois. Aucune différence statistique n'a été constatée entre PCM+CAF et CTG+CAF en ce qui concerne les paramètres cliniques. La matrice de collagène a représenté une alternative possible à la CTG pour le traitement de la récession gingivale.

Reino D, Novaes A, Grisi M et al (2013)[136] a proposé l'utilisation d'une technique modifiée à incision unique pour éviter le vide au niveau du site donneur. La série de cas a porté sur 50 cas provenant de 30 patients en bonne santé systémique et parodontale présentant au moins un défaut de récession gingivale multiple. Une seule incision perpendiculaire a été pratiquée pour refléter un lambeau de pleine épaisseur. Environ 1 à 2 mm du lambeau ont été soulevés et disséqués pour obtenir un lambeau d'épaisseur partielle. Le greffon est resté attaché au lambeau d'épaisseur totale-partielle. Après avoir déterminé l'épaisseur souhaitée du SECTG qui variait entre 1,8 mm et 1 mm (1,52±0,24 mm), le greffon a été prélevé sur le lambeau palatin et suturé au site receveur. Les dimensions du SECTG obtenu variaient entre 22,25 mm et 8 mm (14,33 ± 3,58 mm) et sa largeur était comprise entre 13,37 mm et 6,88 mm (9,52±1,50 mm). La cicatrisation palatine s'est déroulée sans incident pour tous les patients et après 3 mois, une bonne couverture radiculaire a été obtenue avec des résultats esthétiques favorables. Cette série de cas a permis d'évaluer que la modification de la technique d'incision unique permettait un contrôle plus précis de l'épaisseur du greffon avec un faible écart-type de (0,24 mm). Cette nouvelle modification du prélèvement de CTG a permis la fermeture primaire de la plaie et le contrôle de l'épaisseur du greffon.

Kumar A, Sood V, Masamatti SS et al (2013)[84] ont proposé une technique modifiée d'incision unique. Ils ont modifié la technique d'incision unique de Hurzeler en inversant son ordre d'incision. Afin de surmonter la déchirure du lambeau d'épaisseur partielle sus-jacent, deux nouveaux instruments appelés **" couteaux à cataracte de Barraquer "** et **" lame AVS "** ont été introduits pour faciliter l'exécution de la récolte du greffon. La modification de la technique de l'incision unique a facilité l'exécution du prélèvement de la greffe et présente plusieurs avantages, notamment un saignement moindre, une meilleure visibilité et une cicatrisation plus rapide avec une fermeture primaire du site donneur et moins de complications postopératoires. Les résultats des 3 patients traités ont montré une cicatrisation sans incident qui s'est complètement refermée au 12ème jour postopératoire[th] et la perception de la douleur, telle qu'enregistrée par le score VAS, était minimale.

Aroca S, Molnar B, Windisch P et al (2013)[175] a utilisé la technique modified coronally advanced tunnel (MCAT) conjointement avec la matrice de collagène (CM) ou la CTG dans le traitement des récessions gingivales simples de classe I et II de Miller. 22 patients présentant un total de 156 récessions gingivales de classe I et II de Miller ont été répartis de manière aléatoire entre MCAT + CM (test) et MCAT + CTG (contrôle). Les paramètres cliniques enregistrés au départ et 12 mois après le traitement comprenaient le CRC, le MRC et le CAL. À 12 mois, les deux traitements ont entraîné des améliorations statistiquement significatives (p < 0,05). Le CRC a été trouvé dans 42% (sites tests) et 85% (sites témoins) alors que le MRC a été mesuré à 71± 21% mm sur les sites tests et 90± 18% mm sur les sites témoins. Le gain en CAL pour les sites de test et de contrôle était de 1,7 mm et 1,3 mm respectivement. Cette étude a conclu que l'utilisation de la CM peut agir comme une alternative à la CTG, mais a donné lieu à une CRC plus faible que la CTG.

Zuhr O, Rebele SF, Schneider D et al (2014)[28] a comparé les performances cliniques de la technique du tunnel (TUN) avec SECTG et CAF avec EMD dans le traitement de 47 défauts de récession de classe I ou II de Miller en utilisant la méthode de mesure numérique 3D. 24 patients ont été répartis au hasard dans chaque groupe. Des modèles d'étude précis ont été scannés optiquement et superposés virtuellement pour une évaluation numérique à 6 et 12 mois en termes de RC et de MRC. À 12 mois, le RC était de 98,4 % pour les défauts traités par TUN et de 71,8 % pour ceux traités par CAF (p = 0,0004). La MRC a été observée dans 78,6 % (TUN) et 21,4 % (CAF) des cas (p = 0,0070). Cette étude a conclu que la TUN entraînait des résultats cliniques significativement meilleurs par rapport à la CAF. La nouvelle méthode de mesure a fourni une grande exactitude et une précision imprévue dans l'évaluation des résultats du traitement après une RC chirurgicale.

Bherwani C, Kulloli A, Kathariya R et al (2014)[176] a comparé la technique de Zucchelli et la technique du tunnel avec le SECTG dans le traitement de 36 défauts de récession de classe I ou II de Miller. Après 6 mois, la MRC pour la technique de Zucchelli et la technique du tunnel s'est avérée être 89,3 ±14,5 % et 80 ± 15,4 % et le CRC comme 82,5 % et 71,4 % respectivement. L'étude a conclu que la technique de Zucchell s'est avérée donner de meilleurs résultats par rapport à celle du tunnel.

Jindal U, Pandit N, Bali D et al (2015)[177] a comparé les résultats de la couverture de la récession par voie macrochirurgicale et microchirurgicale. 30 récession de classe I et II de Miller ont été traitées en utilisant le SECTG à partir du palais. Dans 15 sites, le greffon a été placé sur le site receveur à l'œil nu **(groupe A)** et dans 15 autres sites, le greffon a été placé à l'aide d'un microscope chirurgical **(groupe B)**. L'évaluation clinique a été faite au début de l'étude, à 12 semaines et à 24 semaines après l'opération en utilisant la MRC et la CAL. Les deux techniques ont montré une MRC prévisible :

Groupe A (61,78%) et Groupe B (67,58%) à 6 mois après l'opération. La CAL s'est avérée légèrement meilleure chez les patients du groupe B (5,60 mm ± 2,47 mm) que chez ceux du groupe A (4,9 mm ± 2,47 mm). Les auteurs ont évalué que l'utilisation du microscope améliore les résultats mais qu'elle nécessite une expertise en matière d'ergonomie.

Azaripour A, Maren K, Farina V et al (2016)[178] a comparé l'utilisation du SECTG avec la CAF ou avec la technique modifiée du tunnel microchirurgical (MMTT) pour le traitement des récessions de classe I et II de Miller. 40 patients présentant 71 récessions gingivales ont été recrutés et assignés de manière aléatoire soit à la CAF, soit à la MMTT. Dans les deux groupes, une greffe de tissu conjonctif a été appliquée. Des évaluations cliniques ont été réalisées après 12 mois. Des empreintes ont été prises et scannées numériquement en trois dimensions pour évaluer les changements quantitatifs des tissus mous dans la région opératoire. Après une période de 12 mois, aucune différence significative n'a été constatée entre les 2 groupes. La MRC était de 98,3 % pour la CAF et de 97,2 % pour la MMTT. Dans les deux groupes, aucune différence significative n'a été constatée en termes de résultats esthétiques finaux (score RES) et de changements volumétriques relatifs. Cette étude a permis de conclure que le CAF et le MMTT avec l'utilisation supplémentaire du CTG peuvent donner des résultats cliniques optimaux dans le traitement de la récession.

Wang C, Cheng C, Krawczyk W (2016)[139] ont rapporté un cas clinique dans lequel la zone rétromolaire a été utilisée pour le prélèvement de CTG. Ils ont combiné une procédure de coin distal avec le prélèvement de tissu conjonctif pour le traitement de la récession gingivale localisée. Une procédure de coin distal a été réalisée en même temps que le débridement chirurgical de la surface distale de la deuxième molaire mandibulaire et a permis de préserver un tissu kératinisé plus large. Les auteurs ont conclu que la récession gingivale localisée pouvait être traitée avec une greffe de tissu conjonctif prélevée sur un coin distal sans inflammation significative. La zone rétromolaire mandibulaire peut servir de site donneur alternatif viable dans des cas sélectionnés.

Thalmair T, Fickl S, Wachtel H et al (2016)[179] a évalué les performances cliniques de la technique du tunnel modifié avec SECTG dans le traitement des défauts de récession dans la mandibule antérieure. 20 patients présentant 63 récessions de classe I et II de

Miller ont été traités par la technique du tunnel modifié avec SECTG. Les paramètres cliniques, y compris la profondeur moyenne de récession (MRD), la CRC et la MRC, ont été évalués au départ et après 6 mois. Après 6 mois, la DRM était de 2,79 ± 0,12 mm, la CRM de 93,87 % et la CRC de 74,60 %. Cette série de cas a conclu au bénéfice potentiel de la technique du tunnel modifié lorsqu'elle est utilisée avec le SECTG.

Nart J et Valles C (2016)[180] ont évalué l'effet du SECTG en combinaison avec la technique du tunnel (TUN) pour le traitement de 15 défauts de récession de classe II et III de Miller sur des incisives mandibulaires. Les paramètres cliniques, notamment le MRC, le CRC, le CAL et le WKT, ont été évalués pour les défauts de récession de classe II et III après un suivi moyen de 20,53 mois pour SECTG + TUN et seulement TUN respectivement. Le MRC pour les deux groupes a été enregistré à 90,92% et 74,49% et le CRC à 62,5% et 14,3% respectivement. Le CAL a été enregistré à 1,38 mm ± 0,52 mm et 2,36 mm ± 0,35 mm respectivement pour les deux groupes et le WKT a été trouvé à 2,87 mm ± 0,35 mm et 2,57 mm ± 0,35 mm respectivement. Cette étude a conclu que la combinaison de la technique du tunnel avec le SECTG permettait un excellent traitement esthétique.

Zorzano L, Fuente A, Fresco R et al (2017)[137] a comparé les complications observées chez 40 patients de classe I, II et III de Miller présentant une récession gingivale ≥ 3 mm, après avoir utilisé la technique de la trappe (TD) dans le groupe témoin et une technique nouvellement décrite, la " technique UPV/EHU ", dans le groupe test. Les patients ont été répartis consécutivement dans chaque groupe de traitement. Après 14 jours d'intervention, environ 30 % des patients n'ont ressenti aucune douleur et 30 % ont ressenti une douleur minimale dans le groupe test, tandis que dans le groupe témoin, 35 % des patients ont ressenti une douleur intense et seulement 10 % n'ont ressenti aucune douleur. En ce qui concerne le reste des complications, 5% des patients ont présenté une nécrose ≥30% de la zone dans le groupe test tandis que 15% des patients ont présenté une nécrose ≥ 30% de la zone dans le groupe témoin (p=0,006). Avec la "technique UPV/EHU", une MRC de 89% a été observée (98% pour la classe I, 94% pour la classe II et 80% pour la classe III de récession gingivale. Les auteurs ont conclu que l'utilisation de la technique proposée minimise l'apparition de complications postopératoires au niveau du site donneur après le prélèvement d'une greffe de tissu conjonctif sur le palais, par rapport à la technique de la trappe.

Santamaria MP, Neves FLS, Silveira CA et al (2017)[181] a comparé les résultats du flap trapézoïdal coronaire avancé (CAF) et du flap tunnel coronaire avancé (TUN) lorsqu'ils sont utilisés conjointement avec la CTG. 42 défauts de récession gingivale de classe I et II de Miller maxillaires simples ont été assignés au hasard pour recevoir soit CAF + CTG (N = 21) soit TUN + CTG (N = 21). Les paramètres cliniques concernant la MRC, la CRC, la RD et la WKT ont été enregistrés. Six mois après l'intervention, la MRC pour CAF + CTG et TUN + CTG était respectivement de 87,2 % et 77,4 % avec p = 0,02. La MRC a été atteinte dans 71,4 % et 28,6 % des défauts traités avec CAF + CTG et TUN + CTG respectivement (p = 0,01). Les auteurs ont conclu que le CAF + CTG trapézoïdal était supérieur au TUN + CTG en termes de pourcentage de couverture radiculaire et de CRC atteint lors du traitement des canines et des prémolaires maxillaires.

Bhatvadekar N et Gharpure A (2018)[138] a utilisé la technique de prélèvement palatin contrôlé (CPH) **comme** alternative aux techniques conventionnelles de prélèvement palatin. Dans cette technique, un lambeau épais d'épaisseur divisée a été élevé ; laissant un minimum de tissus et de périoste attachés à l'os, et le greffon a été prélevé sur la surface interne du lambeau d'épaisseur divisée librement mobile. Cette technique offre une bonne visibilité, une bonne prévisibilité pour assurer une épaisseur adéquate du greffon et du lambeau, une réduction de la nécrose et de la desquamation du lambeau avec un meilleur succès de la greffe. Les auteurs ont conclu que la technique CPH peut présenter certains avantages par rapport aux techniques de la trappe et de l'incision unique et qu'elle pourrait être une alternative viable pour obtenir une SECTG.

DISCUSSION

La récession gingivale est définie comme le déplacement apical de la marge gingivale par rapport à la jonction cémento-émail (JCE). Elle est associée à la perte d'attache et à l'exposition de la surface de la racine à l'environnement oral.[44]

Selon l'**atelier mondial 2017**, plusieurs facteurs prédisposent à la récession des tissus mous, comme un biotype parodontal fin, l'absence de gencive attachée, une épaisseur réduite de l'os alvéolaire, un traumatisme dû à un brossage agressif, un mauvais positionnement des dents, un traitement orthodontique, une maladie parodontale due à la plaque et au tartre, un traumatisme dû à l'occlusion, un frénum aberrant, un vieillissement, un manque d'os alvéolaire et des marges de restauration cervicale inappropriées. Outre le piercing de la langue et des lèvres, les dommages iatrogènes résultant d'un détartrage ou d'un traitement dentaire et les habitudes factices, telles que l'utilisation inappropriée de cure-dents ou le grattage de la gencive avec les ongles des doigts ou d'autres dispositifs, peuvent provoquer un traumatisme entraînant la récession du tissu gingival mou. La récession gingivale peut entraîner des problèmes tels que l'hypersensibilité radiculaire, le souci esthétique du patient, la prédilection pour les caries radiculaires, la lésion d'abrasion cervicale. [42,64,67]

Pour répondre à la demande esthétique croissante des patients et pour corriger les défauts des tissus mous autour des dents, diverses techniques de chirurgie plastique parodontale ont été conçues pour recouvrir les surfaces radiculaires dénudées. La **"chirurgie plastique parodontale"** a été introduite comme un terme décrivant les procédures chirurgicales réalisées pour prévenir ou corriger les défauts anatomiques, développementaux, traumatiques ou induits par la plaque dentaire au niveau de la gencive, de la muqueuse alvéolaire ou de l'os.[16] De nombreuses techniques chirurgicales mucogingivales ont été développées pour recouvrir les surfaces radiculaires exposées, notamment les greffes pédiculaires telles que les greffes pédiculaires latérales, le lambeau avancé coronaire et la double greffe de papille ; les greffes libres telles que la greffe libre de tissu conjonctif, la greffe gingivale libre et les greffes combinées. D'autres approches comprennent l'utilisation d'agents de modification de la surface des racines, de protéines de la matrice de l'émail, de facteurs de croissance et de concentrés de plaquettes comme traitement additif pour les racines exposées.[19]

Bien qu'il existe des preuves que toutes les procédures ci-dessus sont justifiées pour la couverture radiculaire,[17] la littérature récente indique que les techniques bilaminaires (c'est-à-dire une greffe de tissu conjonctif ou partiellement désépithélialisée couverte par un flap pédiculaire) sont des procédures chirurgicales de couverture radiculaire hautement prévisibles, même si le pourcentage rapporté de couverture radiculaire complète avec les procédures bilaminaires varie de 42% **(Raetzke 1985)**[31] à 89% **(Harris 1992).**[128]

SECTG combine une greffe de tissu conjonctif (CTG) avec un lambeau pédiculaire sus-jacent qui fournit l'apport sanguin supplémentaire nécessaire au maintien de la greffe.[24] En raison de son esthétique supérieure et de ses résultats constants, son utilisation par rapport aux FGG et aux lambeaux pédiculaires pour le recouvrement des racines a permis d'obtenir une excellente stabilité à long terme avec une meilleure correspondance des couleurs et une meilleure topographie de surface. Il est facilement disponible, économique et guérit par intention primaire, ce qui permet de réduire les cicatrices et l'inconfort pour le patient. [22]

Parmi les différentes techniques chirurgicales et matériaux de greffe rapportés dans la littérature, le SECTG est considéré comme la **référence** dans le traitement de la récession gingivale.[20,21] Les résultats de différentes revues systématiques, dont **Roccuzzo et al (2002),**[117] **Oates et al (2003),**[118] **Chambrone et al (2008),**[17] **Ko Yuan H et al (2010),**[119] **Cairo et al (2014),**[20] **Chambrone et al (2015)**[120] ont montré que les procédures basées sur le SECTG fournissaient les meilleurs résultats pour la pratique clinique en raison de leurs pourcentages supérieurs de couverture radiculaire moyenne (MRC) et de couverture radiculaire complète (CRC) et de l'augmentation significatif de KT par rapport à la plupart des autres procédures. **Roccuzzo et al (2002)**[117] dans leur revue systématique de 30 études dans lesquelles la CTG a été comparée à la CAF, LPF, FGG, GTRr, GTRn ont rapporté que la CTG a 83,3% de couverture radiculaire complète (CRC) et 64,7% à 95,6% de couverture radiculaire moyenne (MRC). **Oates et al (2003)**[118] dans leur revue systématique ont rapporté 73% - 80% de MRC et environ 100% de CRC lorsque le CTG était comparé à un greffon allogène, FGG, CPF, GTR. De même, **Chambrone et al en 2008**[17] ont conclu à une MRC allant jusqu'à 97,3% et à une CRC de 96,1% en comparant ADMG, CAF, EMP, FGG, GTRn, GTRm avec CTG.

Ko Yuan H et al (2010)[119] ont indiqué que la CTG a permis d'obtenir un CRC dans 72,7 % des cas et qu'elle était statistiquement plus efficace que les autres techniques, à savoir GTR, ADMG, EMD et FGG. En **2014**, **Cairo et al**[20] ont comparé la CTG, avec la CAF, la GTR, l'ADMG, l'EMD, la CPF, la LPG, la FGG, la CPF, la GTR, la PRFM dans leur revue systématique et ont trouvé que le CRC était de 57% dans les cas traités par CTG. **Chambrone et al (2015)**[120] ont examiné systématiquement 234 études dans lesquelles la CTG a été comparée à la CAF, l'ADM, l'EMD, la CM. Ils ont constaté que la MRC et la CRC étaient de 90,5 %.

L'efficacité clinique du SECTG peut être expliquée au mieux par son modèle de cicatrisation spécifique dans lequel la vascularisation du greffon a lieu à la fois à partir du plexus parodontal et du lambeau sus-jacent, conduisant à une alimentation sanguine complète du greffon en postopératoire.[30] Les résultats des revues systématiques mentionnées ci-dessus ont montré que le SECTG fournit une couverture radiculaire significatif dans le traitement des défauts de type récession. Il y avait une variation marquée des pourcentages de MRC et de CRC entre la SECTG et les autres techniques.[17,20,117,118,119,120] Les comparaisons globales concluent qu'il s'agit de la procédure **"gold standard"** pour la couverture radiculaire.[17]

Différentes procédures SECTG ont été utilisées et comparées avec différents types de greffons, d'agents de modification radiculaire, de dérivés de la matrice d'émail et de membranes GTR. **Jahnke et al**[152] et **Paolantonio et al**[157] ont évalué que la CTG fournissait un plus grand pourcentage de couverture radiculaire (MRC jusqu'à 83%) par rapport à la FGG. **Del Pizzo et al**[25] ont constaté une épithélialisation plus rapide dans les procédures CTG (techniques SI et TD) avec une réduction de l'inconfort du patient par rapport à la FGG.

Des agents de modification de la surface radiculaire ont également été utilisés avec le SECTG pour un meilleur résultat esthétique. **Bouchard et al**[153] ont mené deux études utilisant des agents de modification radiculaire. En 1994, ils ont évalué que le SECTG seul fournissait un plus grand pourcentage de couverture radiculaire (MRC jusqu'à 94,4%) par rapport à sa combinaison avec l'acide citrique (65,5%). Cependant, le conditionnement radiculaire avec l'acide citrique a donné de meilleurs résultats esthétiques que le CTG. En 1997, **Bouchard et al**[157] ont utilisé le chlorhydrate de tétracycline et l'acide citrique en association avec le CTG et ont constaté que les deux agents avaient des effets cliniques comparables, les résultats étant statistiquement non significatifs. **Caffesse et al**[163] ont conclu que le SECTG donne des résultats satisfaisants dans le traitement de la récession, indépendamment de l'utilisation de la déminéralisation par l'acide citrique.

L'utilisation de l'acide citrique a été justifiée par l'augmentation de la résistance à la traction de la plaie au cours de la phase précoce de la guérison, qui semble être l'aspect le plus critique de la réparation parodontale. La déminéralisation de la surface de la racine a induit des modifications bénéfiques de l'interface de guérison entre la dentine et le tissu conjonctif gingival.[153] Le chlorhydrate de tétracycline présente également des caractéristiques similaires à celles obtenues lors de l'application d'acide citrique.[157] Cependant, les études rapportées n'ont pas indiqué de bénéfice supplémentaire des agents de modification radiculaire.[157,163] Selon **Annals of Periodontology 2003**, l'utilisation et l'application actuelles d'agents chimiques de biomodification radiculaire décalcifient la surface de la racine et ne stimulent pas la régénération parodontale, ce qui ne procure aucun avantage clinique au patient en termes de réduction de la profondeur de sondage ou de gain de niveaux d'attachement clinique.[182]

Wennstrom et al[154] ont évalué l'utilisation du lambeau à avancement coronaire (CAF) avec ou sans CTG dans les défauts de récession et ont montré une excellente couverture radiculaire de 98,9 % avec l'ajout de la CTG. L'utilisation du CAF avec le CTG a entraîné une augmentation de la hauteur apicocoronale de la gencive, car le CTG transplanté de la muqueuse masticatoire palatine possède la capacité de modifier la différenciation des cellules épithéliales du CAF de couverture mince pour devenir des cellules kératinisantes.[14] De plus, la formation de tissu de granulation dérivé du tissu du ligament parodontal peut contribuer à l'augmentation de la dimension de la gencive.[111] De même, **Zucchelli et al**[9] ont conclu que la taille réduite et l'épaisseur minimale de la CTG, lorsqu'elle est associée à la CAF, permet une couverture radiculaire légèrement meilleure, jusqu'à 97,3 %, avec un résultat esthétique amélioré. Cette taille réduite et l'épaisseur minimale de la CTG minimisent l'obstacle entravant l'apport sanguin à la flap de couverture et réduisent le risque de déhiscence de la flap et d'exposition de la greffe. En outre, elle a permis un meilleur mélange des couleurs de la zone traitée par rapport aux tissus mous adjacents.

Le rôle de l'EMD a également été évalué par diverses études comparatives menées par différents auteurs pour les procédures de couverture de récession. **McGuire et al (2003)**[168] ont conclu à des résultats cliniques similaires lorsque la CAF était utilisée avec l'EMD ou la CTG, mais la cicatrisation était plus prononcée dans les cas de CAF+EMD en raison de l'élimination du site chirurgical secondaire. **Nemcovsky et al (2004)**[169] ont constaté que la CPA + CTG donnait de meilleurs résultats (MRC jusqu'à 87%) par rapport à la CPA + EMD (MRC jusqu'à 71%). D'un point de vue histologique, l'EMD a un potentiel de régénération parodontale par la formation de nouveau cément et de fibres de tissu conjonctif et a soutenu l'utilisation du CAF sur une surface radiculaire sévèrement abrasée. La CAF est une technique relativement facile et efficace qui réduit l'inconfort du patient et sa combinaison avec l'EMD élimine le besoin d'un site chirurgical donneur secondaire mais, comparée à la CTG, les auteurs n'ont pas obtenu de meilleurs résultats cliniques. [168]

Aroca et al (2010)[172] ont comparé la CTG + EMD et la CTG seule traitée par la technique du tunnel modifié coronairement avancé (CAMT) et ont conclu que l'ajout de l'EMD n'a pas amélioré les résultats cliniques moyens (une MRC similaire jusqu'à 82% a été enregistrée pour les deux groupes). L'utilisation combinée de la TCG avec l'EMD nécessitait une période de temps plus longue (plus d'un an) pour évaluer le potentiel biologique de la SECTG et de l'EMD pour la régénération des tissus durs et mous ou la qualité de l'attachement. **Zuhr et al (2014)**[28] ont conclu que la TUN avec SECTG s'est avérée meilleure (CRC jusqu'à 78,6 %) par rapport à la CAF avec EMD (CRC jusqu'à 21,4 %). La technique du tunnel a permis une meilleure couverture radiculaire en raison de l'élimination des incisions verticales de libération, ce qui favorise davantage la vascularisation du greffon.[28]

Différentes études ont également appliqué le concept de GTR et l'ont comparé à la CTG dans le traitement de la récession gingivale. La matrice de collagène (CM) étant également utilisée pour les procédures de recouvrement radiculaire, **McGuire et al (2010)**[171] et **Cadaropoli et al (2012)**[174] ont utilisé la CAF en conjonction avec la CM et la CTG et ont conclu que la CM peut être utilisée comme alternative à la CTG car la différence entre les résultats s'est avérée statistiquement non significative. La CM+CAF peut être utilisée comme une alternative car elle a permis d'éviter la morbidité liée au prélèvement de greffons chez le donneur et a donné lieu à une satisfaction esthétique équivalente au contrôle CTG+CAF.[171] De même, **Ricci et al (1996),**[155] **Harris**

(1997),[158] **Borghetti et al (1999),**[160] **Tatakis et al (2000),**[162] **Wang et al (2001)**[166] **et Babu et al (2011)**[173] ont conclu que la membrane GTR peut être comparée cliniquement à la SECTG, les résultats étant statistiquement non significatifs. Cependant, la MRC s'est avérée être plus importante dans les cas de SECTG (jusqu'à 96%) par rapport à la GTR.

Au contraire, **Trombelli et al (1998),**[159] **Muller et al (1999)**[142] et **Rosetti et al (2000)**[161] ont trouvé une plus grande couverture radiculaire dans la procédure CTG (MRC jusqu'à 95,6%) par rapport à la GTR avec des résultats statistiquement significatifs. De même, **Aroca et al (2013)**[175] ont utilisé la technique MCAT dans le traitement de multiples défauts de récession bilatéraux et ont rapporté que la MRC était inférieure (jusqu'à 71%) dans les cas de CM +MCAT par rapport à celle de CTG+MCAT (jusqu'à 91%). Ils ont conclu que la CM peut être une alternative à la CTG mais qu'elle couvre moins la récession que la CTG. La technique MCAT a complètement couvert la CTG, ce qui favorise la revascularisation du greffon, une meilleure cicatrisation avec une stabilisation coronale étendue de la flap.[175]

Les auteurs ont déclaré que la membrane GTR est plus satisfaisante pour le patient car elle élimine le besoin d'un second site chirurgical (site donneur) et réduit le temps de l'intervention. Elle doit être complètement recouverte par le lambeau gingival à la fin de la procédure chirurgicale, car même une petite quantité de membrane exposée s'est dégradée et n'a pas agi comme un "échafaudage" pour la formation du tissu de granulation, ce qui inhibe le déplacement coronal de la marge gingivale et conduit à une couverture radiculaire insignifiante.[17]

Par conséquent, la GTR pourrait être utilisée comme une modalité de traitement alternative pour la couverture de la récession. Puisque l'utilisation de la SCTG a conduit à une réduction statistiquement significative de la GR et à un gain en KT, en particulier par rapport aux procédures de GTR,[17] l'analyse globale conclut que la SCTG est le moyen le plus efficace pour obtenir une couverture radiculaire anticipée avec un degré élevé d'amélioration cosmétique. Bien que le SECTG soit la modalité de traitement de référence pour le traitement de la récession, il n'est pas sans limites, comme mentionné, comme le site chirurgical du donneur secondaire, le traumatisme excessif pour le patient, la limite de la quantité de tissu du donneur disponible qui limite le nombre de sites de défaut traités par visite du patient, l'exigence d'un haut degré de compétence technique.[114]

Comme le SECTG exige que le greffon soit prélevé sur le site chirurgical secondaire, il est très important de sélectionner soigneusement le site donneur et de prélever les tissus. Il existe différents sites donneurs intra-buccaux comme le palais, la tubérosité maxillaire et la zone rétromolaire. Parmi tous les sites donneurs intra-buccaux, le palais est le site donneur le plus courant car les dimensions des greffons qui peuvent être obtenus à partir du site donneur palatin sont suffisamment grandes pour fournir des tissus donneurs adéquats pour les zones de récession isolées ou multiples. Parmi les palais antérieur et postérieur, le palais latéral postérieur est le site donneur préféré car les greffons du palais latéral postérieur contiennent des tissus denses, grossiers et riches en collagène, avec moins de graisse et de tissu glandulaire que ceux du palais latéral antérieur. Il présente donc une meilleure stabilité de volume avec une revascularisation accrue et une moindre susceptibilité au rétrécissement postopératoire dû à l'immobilisation du greffon.[122]

De plus, la muqueuse palatine est histologiquement identique à la muqueuse attachée kératinisée de la crête alvéolaire.[122] Selon **Lang et Loe (1972)**[123] **et Wennstrom (1987)**[124] le tissu conjonctif parodontal possède la capacité d'induire la différenciation des cellules épithéliales en épithélium gingival kératinisé, donc le tissu conjonctif du palais peut conduire à cette différenciation en épithélium kératinisé ce qui délimite son importance comme site donneur.[122]

Langer et **Langer**[24] ont été les premiers à signaler l'utilisation du SECTG dans les procédures de couverture radiculaire à partir du site donneur palatin. Le succès de cette technique réside dans la double alimentation en sang de l'ensemble du greffon au niveau du site receveur, à partir de la base de tissu conjonctif sous-jacente et du lambeau receveur sus-jacent.

Diverses modifications ont été introduites en termes d'incisions, de présence et d'absence de bande d'épithélium et de conception du lambeau. Ces modifications ont été décrites afin d'obtenir une nutrition adéquate du greffon, de prévenir la nécrose du tissu du greffon, d'accéder au tissu sous-jacent du lambeau et de réduire l'inconfort du patient.[39]

La technique de prélèvement de greffons de **Langer et Langer**[24] utilisait des incisions horizontales et verticales. L'élimination de l'incision verticale a été introduite pour la première fois par **Bruno.**[129] Il a éliminé l'utilisation d'incisions verticales au niveau du site donneur palatin car elles réduisaient la circulation sanguine au niveau du site de la greffe. L'absence d'incisions verticales a également permis de réduire l'inconfort du patient, de minimiser les séquelles postopératoires au niveau du site donneur et de favoriser une guérison plus rapide. **Raetzke,**[31] **Allen et al,**[141] **Harris,**[128] **Hurzeler et al,**[39] **Lorrenzana et al,**[40] **Kumar et al**[84] ont soutenu l'élimination des incisions verticales dans leurs études, mais d'un autre côté ont signalé une accessibilité et une visibilité compromises par l'élimination des incisions verticales.

Del Pizzo et al[25] ont comparé la FGG avec une trappe et une incision unique sans aucune incision verticale et ont rapporté que la récolte de CTG avec une incision unique était meilleure que les deux autres avec une épithélialisation précoce qui était en accord avec toutes les techniques d'incision unique.

Différentes techniques de greffe préconisent l'utilisation d'une bande d'épithélium avec le tissu prélevé, tandis que d'autres s'opposent à ce concept. La CTG sans épithélium présente un mélange de couleurs plus cohérent avec une meilleure cicatrisation et aide à la formation de nouveaux tissus kératinisés.[39] Bien que la plupart des études aient utilisé des greffons non épithélialisés, **Harris a** rapporté une MRC maximale de 98 %.[128] Cependant, **Raetzke**[31] et **McLeod et al**[132] n'ont utilisé que des greffons partiellement épithélialisés, ce qui a permis d'obtenir un meilleur mélange de couleurs que les greffons épithélialisés. De plus, **McLeod et al ont** rapporté une MRC maximale de 90 % pour les greffes partiellement épithélialisées.[132] Le collet épithélial d'une GTC a permis une jonction plus lisse avec l'épithélium existant, mais a entraîné une desquamation et un décollement de l'épithélium après les cinq premiers jours postopératoires, ce qui a donné lieu à un résultat esthétique médiocre. De plus, la cicatrisation par intention primaire n'était pas possible sur le site donneur après le prélèvement de la greffe avec une bande épithéliale.[24] Après **Langer** et **Langer, les** greffes avec collet épithélial ont été utilisées par **Bruno,**[129] **Raetzke,**[31] **Harris,**[128] **Stimmelmayr et al,**[134] **Ramakrishnan et al.**[135] Parmi ces techniques de greffe épithélialisée, **Stimmelmayr et al**[134] ont rapporté une MRC maximale de 92,5%. L'évaluation de diverses procédures SECTG a donné lieu à une excellente couverture radiculaire, indépendamment de l'utilisation de greffons non épithélialisés ou épithélialisés.

Plusieurs techniques de prélèvement palatin ont été modifiées en termes de conception et de nombre d'incisions afin de réduire l'inconfort du patient et d'améliorer la cicatrisation. **Raetzke**[31] a utilisé la technique de l'enveloppe tant au niveau du site receveur que du site donneur. Cette technique a permis de prélever un nombre limité de tissus greffés et de réduire au minimum le traumatisme chirurgical, tout en assurant un bon mélange des couleurs sur les deux sites. **Bruno**[129] a décrit la technique de la double incision comme l'une des modifications de la technique de **Langer et Langer**[24] par l'élimination de l'incision verticale de libération. **Hurzeler et al**[39] ont utilisé une technique à incision unique pour le prélèvement de greffons palatins. Ils ont utilisé deux angulations différentes, à savoir une première incision à 90 degrés par rapport à l'os sous-jacent, puis une rotation de la lame à 135 degrés pour soulever un lambeau d'épaisseur partielle. Cette technique a permis d'obtenir une taille variable de CTG avec un nombre réduit de sutures et une alimentation vasculaire non compromise. La technique de **Bruno**[129] a été modifiée par **Lorrenzana et al**[40] en utilisant une technique d'incision unique au lieu d'une incision parallèle pour obtenir le CTG. La technique de l'incision unique élimine l'interruption possible de l'apport vasculaire, empêche l'amincissement excessif du lambeau, la fermeture primaire de la plaie et accélère la cicatrisation au niveau du site donneur. En outre, elle maximise les aspects fonctionnels et esthétiques de la greffe de tissu conjonctif et assure le confort du patient pendant la cicatrisation postopératoire. Cependant, elle présente l'inconvénient d'une visibilité réduite au niveau de la zone donneuse.[39] Pour surmonter ce problème, **Kumar et al**[84] ont modifié la technique de Hurzeler en inversant l'ordre des incisions. Les " **couteaux à cataracte de Barraquer** " et la " **lame AVS** " ont été introduits pour faciliter l'exécution du prélèvement de la greffe. Le soulèvement initial d'un lambeau d'épaisseur partielle a retardé le saignement, car le tissu conjonctif n'avait pas encore été incisé jusqu'à l'os, ce qui améliore encore la visibilité du site donneur. La poursuite de la seconde incision jusqu'à l'os entraîne un saignement abondant qui masque la visibilité à ce stade, mais jusqu'alors, la taille et l'épaisseur du greffon auraient été correctement évaluées, visualisées et finalisées par le clinicien. Cette méthode présentait également les avantages suivants : moins de saignement, meilleure visibilité et détermination précoce de la taille du greffon à prélever. [84]

De nombreuses techniques de prélèvement palatin ont entraîné une altération de la cicatrisation du site donneur et une morbidité accrue pour le patient. C'est pourquoi **Reino et al**[136] ont utilisé la modification de la technique de l'incision unique afin d'obtenir la taille requise du greffon en fonction de son épaisseur. Dans un premier temps, un lambeau d'épaisseur totale a été soulevé et, selon les besoins du site receveur, la taille souhaitée du greffon a été prélevée en utilisant un lambeau d'épaisseur partielle à partir du lambeau réfléchi. Cette approche a permis un contrôle plus précis de l'épaisseur du greffon, une fermeture primaire de la plaie et une meilleure cicatrisation du site donneur. De même, **Zorzano et al**[137] ont prélevé le greffon à partir de la surface interne du lambeau réfléchi et **Bhatvadekar et al**[138] ont également utilisé la **technique de prélèvement palatin contrôlé (CPT)** dans laquelle le greffon a été prélevé à partir du lambeau d'épaisseur partielle soulevé. Cette technique a permis d'améliorer la visibilité et d'assurer un excellent contrôle de l'épaisseur du lambeau d'épaisseur variable prélevé, ce qui a permis de minimiser les risques de nécrose du greffon et d'affaissement du lambeau. Le CPT peut donc être utilisé comme une alternative aux techniques de prélèvement conventionnelles, mais peut nécessiter une plus grande compétence de l'opérateur.[138]

D'autres techniques de prélèvement ont également été proposées pour le prélèvement palatin. **Bosco et al**[131] ont prélevé le greffon CTG à partir de voûtes palatines fines et peu profondes. Le greffon obtenu était bissecté et composé d'un greffon épithélialisé avec un mince tissu conjonctif et uniquement du CTG. Le prélèvement superficiel du tissu du donneur a permis d'éviter la présence de structures anatomiques telles que les artères et les nerfs palatins. De plus, le CTG mince a été facilement adapté au site receveur. Bien que cette technique ait été un défi pour les cliniciens, car il est souvent difficile de bissecter avec succès une CTG mince et épithélialisée. **McLeod et al**[132] ont préconisé une deepithelialisation palatine partielle en utilisant un ciseau chirurgical parodontal à action dorsale et des fraises en pierre au lieu de couteaux tranchants pour le prélèvement du greffon. Cela a permis d'améliorer les caractéristiques de manipulation du greffon avec une excellente biocompatibilité. [132]

Pour le traitement de la récession multiple, **Ribeiro et al**[26] ont partiellement divisé le greffon obtenu afin d'en augmenter la longueur. De même, **Cetinar et al**[130] ont utilisé la technique de la maille élargie dans laquelle des incisions alternées ont été faites sur le greffon prélevé pour l'élargir. Cette technique a permis d'éliminer la nécessité d'une seconde zone chirurgicale lorsque des greffons plus importants sont nécessaires. Elle facilite la procédure chirurgicale et réduit la durée de l'intervention ainsi que l'inconfort postopératoire du patient.[26]

Le prélèvement de greffons de tissu conjonctif libre pour la couverture radiculaire a été modifié de manière à ce que la première incision soit d'épaisseur partielle ou totale. **Langer** et **Langer**[24] et **Kumar et al**[84] ont pratiqué une première incision d'épaisseur partielle qui a entraîné un saignement très minime au stade initial de la récolte du greffon. L'épaisseur du lambeau était également suffisante pour réduire la probabilité de déchirure et d'arrachement. Le saignement réduit a été attribué au fait que l'incision d'épaisseur partielle a été faite superficiellement et que le tissu conjonctif n'avait pas été incisé jusqu'à l'os à ce stade. L'épithélium n'ayant pas de vaisseaux sanguins propres, le saignement était moindre. Le saignement moindre du palais à ce stade a contribué à l'amélioration de la visibilité.[84]

Un autre critère pris en compte a été la décision de conserver le tissu conjonctif périosté au niveau de la zone donneuse, car il a contribué de manière significative à la formation du tissu de granulation dans la zone de la plaie, ce qui favorise la cicatrisation et la réparation du site donneur palatin.[25]

Outre le palais, la tubérosité maxillaire et la zone rétromolaire ont également servi de sites donneurs pour l'obtention de greffons de tissu conjonctif. **Hirsch et al,**[36] **Jung et al**[37] et **Zuhr et al**[28] ont prélevé un CTG cunéiforme profondithelialisé sur la tubérosité maxillaire. Celle-ci présente généralement un tissu conjonctif mou plus épais que le palais dur. De plus, la tubérosité offre un petit site chirurgical avec une guérison prononcée par fermeture primaire de la zone de la plaie. De même, **Wang et al**[139] ont utilisé la zone rétromolaire comme site donneur. En raison de la collecte de fibres de collagène plus denses, la zone rétromolaire fournit une plus grande surface de tissu kératinisé ainsi qu'une couverture radiculaire aux sites de récession. Le faible volume de tissu disponible et la proximité du nerf lingual avec la zone donneuse sont quelques-unes de ses limites.[139]

Bien qu'un certain nombre de techniques de prélèvement de greffon aient été préconisées, la technique idéale devrait être celle qui produit un greffon de taille adéquate, qui est rapide et facile à utiliser et qui minimise l'inconfort du patient. La technique choisie pour la procédure SECTG dépend de divers paramètres, tels que l'objectif de la procédure, la morbidité attendue, les limitations anatomiques existantes et l'expertise du chirurgien.[121] Les techniques les plus récentes, bien que peu invasives, nécessitent une plus grande expertise pour être exécutées, ce qui doit être compris. L'épaisseur et le type de greffe doivent également être adéquats car une partie de la greffe trop fine (une greffe sans lamina propria d'origine) se détachera facilement et sera remplacée par un tissu contagieux adjacent. Par conséquent, des greffes plus épaisses (0,75-1,25) sont utilisées pour les procédures de couverture radiculaire car elles sont suffisamment épaisses pour se maintenir sur les surfaces radiculaires avasculaires tout en s'amincissant sans se fendre jusqu'à ce que la diffusion plasmatique puisse être efficace, mais elles présentent un excès de tissu graisseux et glandulaire, ce qui pourrait entraîner un rétrécissement primaire plus important.[94]

Outre le site donneur, une bonne préparation du site receveur est également une tâche importante. Différentes techniques chirurgicales ont été utilisées pour couvrir le CTG afin de préparer le site receveur. **Langer et Langer**[24] ont utilisé un lambeau pédiculé coronaire pour couvrir le CTG et le défaut de récession. Le lambeau pédiculé permet une couverture possible de la racine puisqu'il conserve son apport sanguin apical et survit donc sur une surface radiculaire avasculaire. **Nelson**[140] a décrit une greffe de tissu conjonctif sous-pédiculaire formée en combinant une greffe pédiculaire à double papille avec une CTG. Comme la CTG entraînait la nécrose du greffon en raison de son alimentation collatérale, ce greffon bilaminaire tirait sa propre alimentation sanguine du lambeau pédiculaire.[140]

Allen et al[141] ont utilisé une enveloppe suprapériostée au niveau de la zone receveuse, ce qui a permis un traumatisme chirurgical minimal et une suture relativement facile avec une fixation ferme de la GCT sur les sites de récession. De plus, ils ont éliminé l'utilisation d'incisions verticales et horizontales au niveau du site receveur, ce qui a permis de mobiliser l'approvisionnement en sang papillaire et latéral de la gencive adjacente sus-jacente vers le tissu du greffon. **Blanes et Allen**[143] ont combiné le lambeau pédiculaire bilatéral et la technique du tunnel pour le traitement des zones de récession profondes et larges. Cette technique a assuré l'irrigation sanguine de toute la surface du greffon exposé, tandis que la technique d'**Allen** a assuré une double irrigation sanguine uniquement dans la partie apicale du greffon, mais pas pour la partie exposée du greffon recouvrant la surface de la racine.

Tözüm et **Dini**[144] ont modifié la technique du tunnel en convertissant la dissection d'épaisseur partielle en dissection d'épaisseur totale. Cela a permis de préserver les principaux vaisseaux gingivaux à l'intérieur de la flap, ce qui a encore amélioré la cicatrisation avec un traumatisme chirurgical minimal et un bon résultat esthétique.

Zuhr et al[145] ont proposé l'avènement du concept microchirurgical avec le SECTG dans les procédures de couverture de récession. L'approche par tunnel a été modifiée en utilisant des lames microchirurgicales (**couteaux à tunnel 1 et 2, Mamadent, American Dental Systems**) qui ont réduit le risque de perforation au niveau du site receveur. Cette approche microchirurgicale a permis l'accès à la procédure de tunnelisation, la précision de l'incision intrasulculaire et la fermeture précise du site chirurgical. Contrairement aux autres approches macrochirurgicales traditionnelles, elle a également permis d'améliorer la vascularisation et de minimiser le risque de nécrose du greffon.

Les procédures traditionnelles de couverture radiculaire entraînent l'exposition du tissu du greffon lorsqu'il est placé dans un vestibule peu profond ou dans des cas d'attachement frénal élevé ou de traction musculaire. Cela conduit à la nécrose du tissu greffé et à un résultat esthétique médiocre. C'est pourquoi **Stimmelmayr et al**[133] ont utilisé la technique du tunnel avec un SECTG épithélialisé combiné au site receveur. La partie épithélialisée offrait une résistance au greffon par rapport à l'environnement oral et permettait d'éviter la nécrose du SECTG exposé sur le site receveur. [133]

Contrairement aux techniques traditionnelles, **Thalamir et al,**[179] **Nart et al,**[180] **Bherwani et al,**[176] **Jindal et al,**[177] **Azaripour et al**[178] et **Santmaria et al**[181] ont utilisé la technique du tunnel et des modifications de la technique du tunnel avec SECTG et ont conclu que la combinaison de la technique du tunnel avec SECTG a fourni un excellent traitement esthétique avec une couverture radiculaire améliorée jusqu'à 93,87%. De plus, **Cordioli et al**[164] ont comparé la technique de l'enveloppe et la CAF en combinaison avec la CTG et ont conclu que la technique combinée (CAF+CTG) permettait une réduction significative de la récession.

Bien que différentes techniques de recouvrement de la récession aient été comparées aux greffes de tissu conjonctif, le SECTG a donné d'excellents résultats esthétiques avec un meilleur recouvrement des racines.

RÉSUMÉ ET CONCLUSION

L'harmonie entre les morphologies des tissus durs et mous est essentielle pour la forme, la fonction et une bonne perspective esthétique. Les greffes de remplacement des tissus mous sont devenues un élément important pour augmenter le volume des tissus en chirurgie plastique parodontale et implantaire. Parmi elles, la greffe de tissu conjonctif sous-épithélial (SECTG) a été considérée comme une procédure fiable et prévisible qui offre un résultat esthétique satisfaisant, ce qui en fait une alternative populaire pour les cliniciens. La nature unique de ce tissu permet son utilisation dans de multiples scénarios cliniques. La disponibilité facile, le faible coût, la nature polyvalente, la période de guérison plus courte et l'efficacité prouvée des SECTG par rapport à d'autres techniques de régénération en ont fait une approche précieuse de la chirurgie plastique parodontale.

La nature unique du SECTG en fait toujours la procédure la plus fiable et la plus "gold standard" pour l'augmentation du volume des tissus mous à ce jour, car elle implique une procédure de traitement standard bien définie et cohérente. Différentes revues systématiques ont montré que le SECTG fournit une couverture radiculaire significante dans le traitement des défauts de type récession, par rapport aux autres techniques obtenues. Bien qu'il y ait eu une variation marquée des pourcentages de MRC (64,7 % à 97,3 %) et de CRC (67 % à 96,1 %) avec le SECTG, il a tout de même fourni de meilleurs résultats par rapport aux autres.

Le SECTG a été largement utilisé comme modalité de traitement pour les procédures de couverture radiculaire et son utilisation a augmenté de façon spectaculaire depuis son introduction par Langer et Langer en 1985. L'excellence de l'esthétique postopératoire, la couverture radiculaire, l'augmentation du WKT et de l'épaisseur des tissus obtenus par SECTG en font une technique supérieure aux autres, ce qui a conduit à d'énormes recherches en cours sur cette procédure, non seulement sur le site receveur mais aussi sur le site donneur, afin de la rendre plus conviviale pour le patient, moins douloureuse, plus facile à exécuter et d'améliorer la cicatrisation pour en faire une technique peu invasive.

Avec l'augmentation de son succès, différents sites donneurs sont sélectionnés et différentes techniques de prélèvement sont proposées. Le prélèvement de SECTG dépend de la quantité de tissu disponible sur les sites donneurs éligibles.

Indépendamment du site donneur sélectionné, la procédure clinique de prélèvement de SECTG sur le palais est fondamentalement caractérisée par le défi d'obtenir une quantité adéquate de tissu tout en minimisant la douleur postopératoire et en réduisant au maximum le risque de complications. Différentes techniques de prélèvement palatin ont été introduites et modifiées, des plus conventionnelles aux moins invasives, avec des lignes d'incision réduites, une irrigation sanguine moins compromise, une cicatrisation accélérée, l'absence de desquamation, mais elles sont un peu plus délicates techniquement. Plusieurs techniques de réception ont également été proposées afin d'améliorer la couverture radiculaire dans les sites dénudés. Bien que des résultats substantiels aient été obtenus, la quantité limitée de tissu à greffer et la morbidité accrue du patient sont des inconvénients des SECTG autogènes.

De nombreuses questions relatives à la cicatrisation des greffes et à la stabilité volumétrique restent actuellement sans réponse, qu'il s'agisse de substituts de tissus mous ou de greffes de tissus mous autologues. Les mesures de résultats centrées sur le patient, les évaluations quantitatives tridimensionnelles et qualitatives-esthétiques des résultats du traitement ainsi que les données de suivi à long terme ne sont guère disponibles à l'heure actuelle.

Le terme "gold standard" implique une norme bien définie et cohérente de procédure de prélèvement. Mais, pour l'obtention de SECTG, il existe différents sites donneurs et différentes techniques de prélèvement qui peuvent être appliquées, et les comparaisons entre elles ne sont toujours pas concluantes.

Le SECTG étant une procédure chirurgicale techniquement exigeante, le clinicien doit bien connaître les divers aspects de la procédure, notamment les caractéristiques du tissu, les limites potentielles et les complications associées à la technique.

RÉFÉRENCES

1. Hinrichs JE, Novak MJ. Classification des maladies et affections affectant le parodonte In : Newman MG, Takei HH, Kokkevold PR, Carranza FA (eds). Clinical Periodontology, 11e édition. St.Louis, Missouri : Saunders Publication ; 2015.p.60-81.

2. Kassab MM, Cohen RE. The etiology and prevalence of gingival recession. J Am Dent Assoc 2003;134:220-5.

3. Wennstorm JL. La thérapie mucogingivale. Ann Periodontol 1996;1:671-701.

4. Lindhe J, Karring T, Araujo M. L'anatomie des tissus parodontaux. In : Lindhe J, Karring T, Lang NP (eds). Clinical Periodontology and Implant Dentistry, 5thed, Oxford, Blackwell Publishing Company ; 2004.p.3-49.

5. Artun J, Krogstad O. Statut parodontal des incisives mandibulaires suite à une proclinaison excessive : A study in adults with surgically treated mandibular prognathism. Am J Orthod Dentofacial Orthop 1987;91;225-32.

6. Dilebrator TM, Bosco AF, Martins TM, Nagata MJH. Treatment of gingival recessions associated to cervical abrasion lesions with subepithelial connective tissue graft : A case report. Euro J Dent 2009;3;318-23.

7. Bleu AH. Procédures plastiques parodontales en dentisterie esthétique. Tex Dent J 2001;118:972-6.

8. Nicolucci M, Arlin M. Récession gingivale - étiologie et traitement. Dentisterie préventive Canada 2011;2:6-11.

9. Zucchelli G, Amore C, Sforza NM, Montebugnoli L, De Sanctis M. Techniques bilaminaires pour le traitement des défauts de type récession. A comparative clinical study. J Clin Periodontol 2003;30:862-70.

10. Oh SL. Gencive attachée : Histologie et augmentation chirurgicale. Gen Dent 2009;57:381-5.

11. Claffey N, Shanley D. Relationship of gingival thickness and bleeding to loss of probing attachment in shallow sites following nonsurgical periodontal therapy. J Clin Periodontol 1986;13:654-7.

12. Chopra A, Sivaraman K, Bhat SG. " United pedicle flap " pour la prise en charge de multiples rescissions gingivales. J Indian Soc Periodontol 2016;20:344-8.

13. Karring T, Lang NP, Loe H. Role of connective tissue in determining epithelial specificity. J Dent Res 1972;51:1303-4.

14. Karring T, Lang NP, Loe H. The role of gingival connective tissue in determining epithelial differentiation. J Periodontal Res 1975;10:1-11. Résumé et conclusion 144

15. Friedman N. Chirurgie mucogingivale. Tex Dent J 1957;75:353-62.

16. Rapport de consensus. Thérapie mucogingivale. Ann Periodontol 1996;1:702-6.

17. Chambrone D, Pustiglioni FE, Chambrone LA, Lima LA. Les greffes de tissu conjonctif sous-épithélial peuvent-elles être considérées comme la procédure de référence dans le traitement des défauts de type récession de classe I et II de Miller ? J Dent 2008;36:659-71.

18. Chambrone L, Sukekava F, Araújo MG, Pustiglioni FE, Chambrone LA, Lima LA, et al. Root coverage procedures for the treatment of localised recession-type defects. Cochrane Database Syst Rev 2009;2:452-78

19. Scheyer ET, Sanz M, Dibart S, Greenwell H, John V, Kim DM et al. Periodontal soft tissue non-root coverage procedures : Un rapport de consensus de l'atelier de régénération de l'AAP. J Periodontol 2015;86.2:S73-6.

20. Cairo F, Nieri M, Pagliaro U. Efficacité des procédures de chirurgie plastique parodontale dans le traitement des récessions gingivales faciales localisées. Une revue systématique. J Clin Periodontol 2014;41(Suppl 15):S44-62.

21. Bouchard P, Malet J, Borghetti A. La prise de décision en esthétique : Root coverage revisited. Periodontol 2000 2001;27:97-120.

22. Edel A. Evaluation clinique des greffes de tissu conjonctif libre utilisées pour augmenter la largeur de la gencive kératinisée. J Clin Periodontol 1974;1:185-96.

23. Langer B, Calagna LJ. La greffe de tissu conjonctif sous-épithélial. Une nouvelle approche de l'amélioration des cosmétiques antérieurs. Int J Periodontics Restorative Dent 1982;2:22-33.

24. Langer B, Langer L. Subepithelial connective tissue graft technique for root coverage. J Periodontol 1985;56:715-20.

25. Del Pizzo M, Modica F, Bethaz N, Priotto P, Romagnoli R. The connective tissue graft : Une évaluation clinique comparative de la cicatrisation au niveau du site donneur palatin. A preliminary study. J Clin Periodontol 2002;29:848-54.

26. Ribeiro FS, Zandim DL, Pontes AE, Mantovani RV, Sampaio JE, Marcantonio E. Technique du tunnel avec une manœuvre chirurgicale pour augmenter l'extension du greffon : Rapport de cas avec un suivi de 3 ans. J Periodontol 2008;79:753-8.

27. Harris RJ. Successful root coverage : a human histologic evaluation of a case. Int J Periodontics Restorative Dent 1999;19:439-47.

28. Zuhr O, Bäumer D, Hürzeler M. The addition of soft tissue replacement grafts in plastic periodontal and implant surgery : Éléments critiques dans la conception et l'exécution. J Clin Periodontol 2014;41:S123-42. Résumé et conclusion 145

29. Harris RJ. Une comparaison de deux techniques pour obtenir une greffe de tissu conjonctif à partir du palais. Int J Periodontics Restorative Dent 1997;17:260-71.

30. Guiha R, Khodeiry S, Mota L, Caffesse R. Histological evaluation of healing and revascularization of subepithelial connective tissue graft. J Periodontol 2001;72.4;470-8.

31. Raetzke PB. Recouvrement de zones localisées d'exposition radiculaire par la technique de l'"enveloppe". J Periodontol 1985;56:397-402.

32. Zucchelli G, Mele M, Mazzotti C, Marzadori M, Montebugnoli L, De Sanctis M. Coronally advanced flap with and without vertical releasing incisions for the treatment of multiple gingival recessions : A comparative controlled randomized clinical trial. J Periodontol 2009;80:1083-94.

33. Zabalegui I, Sicua A, Cambra J, Gill J, Sanz M. Treatment of multiple adjacent gingival recessions with the tunnel subepithelial connective tissue graft : A clinical report. Int J Periodontics Restorative Dent 1999;19:199-206.

34. Zadeh H. Traitement mini-invasif des défauts de récession gingivale maxillaire antérieure par accès tunnel sous-périosté par incision vestibulaire et facteur de croissance dérivé des plaquettes BB. Int J Periodontics Restorative Dent 2011;31:3-9

35. Chao J. Une nouvelle approche de la couverture radiculaire : La technique chirurgicale du sténopé : Quintessence 2012;30:521-31.

36. Hirsch A, Attal U, Chai E, Goultschin J, Boyan BD, Schwartz Z. Root coverage and pocket reduction as combined surgical procedures. J Periodontol 2001;72:1572-9.

37. Jung UW, Um YJ, Choi SH. Observation histologique des tissus mous acquis dans la zone de la tubérosité maxillaire pour la couverture radiculaire. J Periodontol 2008;79:934-40.

38. Petrungaro P. Using platelet rich plasma to accelerate soft tissue maturation in esthetic periodontal surgery. Compend Contin Educ Dent 2001;22:729-732, 734, 736 passim.

39. Hürzeler MB, Weng D. A single-incision technique to harvest subepithelial connective tissue grafts from the palate. Int J Periodontics Restorative Dent 1999;19:279-87.

40. Lorenzana ER, Allen EP. La technique de prélèvement palatin en une seule incision : A strategy for esthetics and patient comfort. Int J Periodontics Restorative Dent 2000;20:297- 305. Résumé et conclusion 146

41. Chickanna R, Prabhuji M, Nagarjuna M. Interaction hôte-bactérie dans la maladie parodontale. J Int Clin Dent Res Organ 2015;7:44-50

42. Cortellini P, Bissada NF. Les conditions mucogingivales dans la dentition naturelle : Narrative review, case definitions, and diagnostic considerations. J Clin Periodontol. 2018;45(Suppl 20):S190-8. 43. Cairo F, Nieri M, Cincinelli S, Mervelt J, Pagliaro U. Le niveau d'attache clinique interproximal pour classer les récessions gingivales et prédire les résultats de la couverture radiculaire : une étude exploratoire et de fiabilité. J Clin Periodontol. 2011;38:661-6.

44. Pini Prato GP. Déformations mucogingivales. Ann Periodontol. 1999;4:1-6.

45. Sarfati A, Bourgeois D, Katsahian S, Mora F, Bouchard P. Risk assessment for buccal gingival recession defects in an adult population. J Periodontol 2010;8:1419-25.

46. Kitchin PC. The prevalence of tooth root exposure, and the relation of the extent of such exposure to the degree of abrasion in different age classes. J Dent Res 1941;20:565-81.

47. Gorman WJ. Prévalence et étiologie de la récession gingivale. J Periodontol 1967;38:316-22. 48. Hugoson A, Norderyd O. La prévalence de la parodontite a-t-elle changé au cours des 30 dernières années ? J Clin Periodontol 2008;35:338-45.

49. Checchi L, Daprile G, Gatto MR, Pelliccioni GA. Récession gingivale et brossage des dents dans une école de dentisterie italienne : A pilot study. J Clin Periodontol 1999 ; 26:276-80.

50. Bouchard P, Boutouyrie P, Mattout C, Bourgeois D. Risk assessment for severe attachment loss in an adult population. J Periodontol 2006;77:479-89.

51. Serino G, Wennstrom JL, Lindhe J, Eneroth L. The prevalence and distribution of gingival recession in subjects with a high standard of oral hygiene. J Clin Periodontol. 1994;21:57-63.

52. Tenenbaum H. A clinical study comparing the width of attached gingiva and the prevalence of gingival recessions. J Periodontol 1982;9:86-92.

53. Toker H, Ozdemir H. Récession gingivale : épidémiologie et indicateurs de risque dans un hôpital dentaire universitaire en Turquie. Int J Dent Hyg 2009;7:115-20. Résumé et conclusion 147

54. Thomson WM, Broadbent JM, Poulton R, Beck JD. Changes in periodontal disease experience from 26 to 32 years of age in a birth cohort. J Periodontol 2006;77:947-54.

55. Arowojolu MO. Gingival recession at the University College Hospital, Ibadan : prevalence and effect of some aetiological factors. Afr J Med Medic Sci 2000;29 : 259-63.

56. Van Palenstein Helderman WH, Lembariti BS, Vander Weijden GA, VanHof MA. La récession gingivale et son association avec le tartre chez des sujets privés de soins dentaires prophylactiques. J Clin Periodontol 1998;25:106-11.

57. Slutzkey S, Levin L. Récession gingivale chez les jeunes adultes : Occurrence, severity, and relationship to past orthodontic treatment and oral piercing. Am J Orth Dentofac Orthped 2008;134:652-6.

58. Loe H, Anerud A, Boysen H. The natural history of periodontal disease in man : prevalence, severity, and extent of gingival recession. J Periodontol 1992;63:489- 95.

59. Baker DL, Seymour GJ. La pathogenèse possible de la récession gingivale. Une étude histologique de la récession induite chez le rat. J Clin Periodontol 1976;3(4):208-19.

60. Boyle P. Histopathology of the teeth and their surrounding structures, ed. 3 Philadelphia, Lea & Febiger, 1950, p. 351.

 61. Gottlieb B, Orban B. Active and passive continuous eruption of teeth. J Dent Res 1933;13:214-19.

62. Miller SC. Textbook of periodontia, ed. 3, Philadelphie, The Blakiston Co., 1950, p. 63- 96.

63. Wheeler, RC : A textbook of anatomy and physiology, 2e éd. Philadelphie et Londres, The W. B. Saunders Co., 1958, p. 79.

 64. Wennström JL, Zucchelli G, Pini Prato GP. Thérapie mucogingivale - Chirurgie plastique parodontale In : Lindhe J, Karring T, Lang NP (eds). Clinical Periodontology and Implant Dentistry, 5th ed. Oxford, Blackwell Publishing Company ; 2004. p. 955-1011. Résumé et conclusion 148

65. Patel M, Nixon PJ, Chan MF. La récession gingivale : Part 1. Étiologie et gestion non chirurgicale. Br Dent J 2011;211:251-4.

66. Akerly W B. Prosthodontic treatment of traumatic overlap of the anterior teeth. J Prosthet Dent 1977 ; 38:26-34.

67. Kim DM, Neiva R. Procédures de couverture radiculaire nonǦ des tissus mous parodontaux : Une revue systématique issue de l'atelier de régénération de l'AAP. J Periodontol 2015;86:S56-72.

68. Zweers J, Thomas RZ, Slot DE, Weisgold AS, Van der Weijden GA. Caractéristiques du biotype parodontal, ses dimensions, ses associations et sa prévalence : A systematic review. J Clin Periodontol. 2014;41:958-71.

69. Khocht A, Simon G, Person P, Denepitiya JL. Gingival recession in relation to history of hard toothbrush use. J Periodontol 1993;64:900-5.

70. Kapferer I, Benesch T, Gregoric N, Ulm C, Hienz SA. Lip piercing : Prévalence de la récession gingivale associée et facteurs contributifs. A crossǦ sectional study. J Periodontal Res 2007;42:177-83.

71. Heasman PA, Ritchie M, Asuni A, Gavillet E, Simonsen JL, Nyvad B. Gingival recession and root caries in the ageing population : A critical evaluation of treatments. J Clin Periodontol. 2017;44:S178Ǧ S193.

72. Bollen AM, CunhaǦ Cruz J, Bakko DW, Huang GJ, Hujoel PP. Les effets du traitement orthodontique sur la santé parodontale : A systematic review of controlled evidence. J Am Dent Assoc 2008;139:413-22.

73. JossǦ Vassalli I, Grebenstein C, Topouzelis N, Sculean A, Katsaros C. Orthodontic therapy and gingival recession : A systematic review. Orthod Craniofac Res 2010;13:127-41.

74. Sullivan H, Atkins J. Free autogenous gingival grafts. Principes d'une greffe réussie. Periodontics 1968;6:121-9.

75. Mlinek A, Smulker H, Buchner A. The use of free gingival graft for the coverage of denuded roots. J Periodontol 1973;44:248-54. Résumé et conclusion 149

76. Liu W, Solt C. A surgical procedure for the treatment of localized gingival recession in conjunction with root surface citric acid conditioning. J Periodontol 1980;51:505-19.

77. Benque EP, Brunel G, Gineste M, Colin L, Duffort J, Fonvielle E. Gingival recession. Parodontol J 1984;3:207-41.

78. Miller Jr P. A classification of marginal tissue recession. Int J Periodontics Restorative Dent 1985;5:8-13.

79. Smith RG. La récession gingivale : Reappraisal of an enigmatic condition and a new index for monitoring. J Clin Periodontol 1997;24:201-5.

80. Nordland WP, Tarnow DP. A classification system for loss of papillary height. J Periodontol 1998;69:1124-6

81. Mahajan A. La modification de Mahajan de la classification de Miller pour la récession gingivale. Hypothèses dentaires 2011;11:45-50.

82. Rotundo R, Mori M, Bonaccini D, Baldi C. Intra and inter-rater agreement of a new classification system of gingival recession defects. Eur J Oral Implantol 2011;4:127-33.

83. Reddy S, Kaul S, Prakash MGS, Agnihotri J, Kambali S. : Gingival recession : Proposition d'une nouvelle classification. Int J Dent Clinics 2012;4:32-6.

84. Kumar A, Masamatti SS. Une nouvelle classification, système pour la récession gingivale et palatine. J Indian Soc Periodontol 2013:17:175-81.

85. Bhusar PI, Agrawal N, Upadhyay S, Verma S, Jain A, Jarol S. Classification et prévalence des défauts de surface dentaire dans les zones de récession gingivale- Une étude clinique. J Clin Diagn Res 2014;8:ZF01-4.

86. Thakur RK. Classification de la récession gingivale : Une nouvelle approche. Int J Dent Health Sci 2015;2:1612-23.

87. PiniǦ Prato G. La classification de Miller de la récession gingivale : limites et inconvénients. J Clin Periodontol 2011;38:243-5. Résumé et conclusion 150

88. Tonetti MS, Jepsen S. Efficacité clinique des procédures de chirurgie plastique parodontale : rapport de consensus du groupe 2 du 10e atelier européen de parodontologie. J Clin Periodontol 2014;4:S36 -43.

89. Sato N. Chirurgie plastique parodontale. In : Sato N, éditeur. Periodontal Surgery - A Clinical Atlas. Londres : Quintessence ; 2000. p.336-447

90. De Oliveira DWD, OliveiraǦ Ferreira F, Flecha OD, Goncxalves PF. Le recouvrement chirurgical des racines est-il efficace pour le traitement de l'hypersensibilité dentinaire cervicale ? Une revue systématique. J Periodontol 2013;84:295-306.

91. Nieri M, Pini Prato GP, Giani M, Magnani N, Pagliaro U, Rotundo R. Perception par les patients des récessions gingivales buccales et des demandes de traitement. J Clin Periodontol 2013;40:707-12.

92. Zaher CA, Hachem J, Puhan MA, Mombelli A. Interest in periodontology and preferences for treatment of localized gingival recessions. J Clin Periodontol 2005;32:375-82.

93. Goldman H. Chirurgie mucogingivale reconstructive. In : Goldman H, Cohen W (eds) Periodontal Therapy, 6th ed. Louis, C.V Mosby Company;1949.p.795- 943.

94. Cohen ES. Chirurgie mucogingivale. In : Lea, Febiger, (eds). Atlas of cosmetic and reconstructive periodontal surgery, 3rd, edn. Hamilton. BC Decker ; 2007.p.45-85.

95. Grupe HJ, Warren R. Repair of gingival defects by a sliding flap operation. J Periodontol 1956;92-5.

96. Bernimoulin JP, Luscher B, Muhlemann HR. Le lambeau parodontal repositionné coronalement. J Clin Periodontol 1968;39-43.

97. Cairns JM, Saunders JW. L'influence du mésoderme embryonnaire sur la spécification régionale des dérivés épidermiques chez le poussin. J Exp Zoo 1954;127:221-48.

98. Mc Loughin CB. L'importance des facteurs mésenchymateux dans la différenciation de l'épiderme du poussin. Modification de la différenciation épidermique par contact avec différents types de mésenchyme. J Embryol Exp Morphol 1961;9:385-409. Résumé et conclusion 151

99. Rawles ME. Tissue interactions in scale and feather development as studied in dermal-epidermal recombinations. J Embryol Exp Morphol 1963;11:765-70.

100. Billingham RE, Silvers WK. The origin and conservation of epidermal specificities. N Engl J Med 1968:268:539-45.

101. Dodson JW. The differentiation of epidermis I. The interrelationship of epidermis and dermis in the embryonic chicken skin. J Embryol Exp Morphol 1967;17:83-105.

102. Wessels NK. Tissue interaction during skin histodifferentiation. Dev Biol 1962 ; 87-92.

103. Cohen DW, Ross SE. The double papilla positioned flap in periodontol therapy. J Periodontol 1968;39:65-70.

104. Oliver RC, Löe H, Kaming T. Microscopic evaluation of the healing and revascularization of free gingival grafts. J Periodontal Res 1968;3:84-88.

105. Lange DE, Bernimoulin JP. Études cytologiques exfoliatives dans l'évaluation de la cicatrisation des greffes gingivales libres. J Clin Periodontol 1974;1:89-96.

106. Ivancie FP. Investigation expérimentale et histologique de la régénération gingivale en chirurgie vestibulaire. J Periodontol 1957;28:259-63.

107. Friedman N. Chirurgie mucogingivale. Le lambeau repositionné apicalement. J Periodontol 1962;33:328-40.

108. Bradley R, Grant J, Ivancie G. Histologic evaluation of mucogingival surgery. Oral Surg Oral Med Oral Pathol 1959;12:1184-99.

109. Pfeifer J S. The growth of gingival tissue over denuded bone. J Periodontol 1963;34:10-16.

110. Smith R M. A study of the intertransplantation of gingiva. Oral Surg 1970;29:169-73.

111. Karring T, Østergaard E, Löe H. Conservation of tissue specificity after heterotopic transplantation of gingiva and alveolar mucosa. J Periodontal Res 1971;282-6.

112. Camargo PM, Melnick PR, Kenney EB. L'utilisation de greffes gingivales libres à des fins esthétiques. Periodontol 2000 2001;27:72-96.

113. Remya V, Kishore K, Sudharsan S, Arun KV. Greffe gingivale libre dans le traitement de la récession gingivale de classe III. Indian J Dent Res 2008;19:247-52. Résumé et conclusion 152

114. Karthikeyan BV, Khanna D, Chowdhary Y, Prabhuji M. The versatile subepithelial connective tissue graft : Une mise à jour de la littérature. Gent Dent 2016;64:28- 33.

115. Griffin TJ, Cheung W, Zavras A, Damoulis P. Postoperative complications following gingival augmentation procedures. J Periodontol 2006;77:2070-9.

116. Cummings LC, Kaldahl WB, Allen EP. Évaluation histologique des greffes de tissu conjonctif autogène et de matrice dermique acellulaire chez l'homme. J Periodontol 2005;76:178-86.

117. Roccuzzo M, Bunino M, Needleman I. Chirurgie plastique parodontale pour le traitement des récessions gingivales localisées : A systematic review. J Clin Periodontol 2002;29:178-94.

118. Oates TW, Robinson M, Gunsolley JC. Thérapies chirurgicales pour le traitement de la récession gingivale. A systematic review. Ann Periodontol 2003;8:303-20.

119. Ko Yuan H, Lu Kun H. Examen systématique des performances cliniques de la greffe de tissu conjonctif et de la régénération tissulaire guidée dans le traitement des récessions gingivales des grades I et II de la classification de Miller. Journal Exp Clinl Med (Taiwan) 2010;2:63-71.

120. Chambrone L, Tatakis D. Procédures de recouvrement des racines des tissus mous parodontaux : Une revue systématique issue de l'atelier de régénération de l'AAP. J Periodontol 2015;86:S8-51.

121. Sanz M, Simion M. Groupe de travail 3 de l'Atelier européen de parodontologie. Techniques chirurgicales sur la chirurgie plastique parodontale et la régénération des tissus mous : Rapport de consensus du groupe 3 du 10e atelier européen de parodontologie. J Clin Periodontol 2014;41:S92-7.

122. Reiser GM, Bruno JF, Mahan PE, Larkin LH. Le site donneur palatin de la greffe de tissu conjonctif sous-épithélial : Anatomic considerations for surgeons. Int J Periodontics Restorative Dent 1996;16:130-7.

123. Lang N, Loe H. The relationship between the width of keratinized gingiva and gingival health. J Periodontol 1972;43:623-8.

124. Wennstrom JL, Lindhe J, Sinclair F, Theilander B. Some periodontal tissue reactions to orthodontic tooth movement in monkeys. J Clin Periodontol 1987;14:121-9.

125. Gray H. Anatomie du corps humain. Philadelphie : Lea & Febiger, 1918 ; Bartleby.com, 2000.www.bartleby.com/107/. [6/5/15]. Résumé et conclusion 153

126. Davis JS, Kitlowski EA. La contraction immédiate des greffes cutanées et sa cause. Arch Surg 1931;23:954-9.

127. Liu CL, Weisgold AS. Greffe de tissu conjonctif : A classification for incision design from the palatal site and clinical case reports. Int J Periodontics Restorative Dent 2002;22:373-9.

128. Harris RJ. The connective tissue and partial thickness double pedicle graft : a predictable method of obtaining root coverage. J Periodontol 1992;63:477-86.

129. Bruno JF. Technique de greffe de tissu conjonctif assurant une large couverture radiculaire. Int J Periodontics Restorative Dent 1994;14:126-137.

130. Cetinar D, Bodur A, Uraz A. Greffe de tissu conjonctif en maille expansée pour le traitement de récessions gingivales multiples. J Periodontol 2004:78:1167-72.

131. Bosco AF, Bosco JM. Une technique alternative au prélèvement d'une greffe de tissu conjonctif sur un palais mince : Enhanced wound healing. Int J Periodontics Restorative Dent. 2007;27:133-9.

132. McLeod DE, Reyes E, Branch-Mays G. Treatment of multiple areas of gingival recession using a simple harvesting technique for autogenous connective tissue graft. J Periodontol 2009;80:1680-7.

133. Zucchelli G, Mele M, Stefanini M, Mazzotti C, Marzadori M, Montebugnoli L et al. Morbidité des patients et résultat de la couverture radiculaire après greffe de tissu conjonctif sous-épithélial et greffe désépithélialisée : A comparative randomized controlled clinical trial. J Clin Periodontol 2010;37:728-38.

134. Stimmelmayr M, Allen E, Garnet W, Edelhoff D, Beuer F, Schlee M et al. Traitement de la récession gingivale dans la mandibule antérieure à l'aide de la technique du tunnel et d'une combinaison de greffe de tissu conjonctif épithélialisé et sous-épithélial. Int J Periodontics Restorative Dent 2011;31:165-73.

135. Ramakrishnan T, Kaur M, Aggarwal K. Couverture radiculaire à l'aide d'une greffe de tissu conjonctif en relief épithélial. Indian J Dent Res 2011;22:726-8.

136. Reino D, Novaes A, Grisi M, Maia L, Souza S. Modification de la technique de prélèvement palatin pour un meilleur contrôle des dimensions de la greffe de tissu conjonctif. Braz Dent J 2013:24:565-8.

137. Zorzano L, Fuente A, Fresco R, Mendia X. Complications du prélèvement d'une greffe de tissu conjonctif sur le palais. Une étude rétrospective et la description d'une nouvelle technique. J Clin Exp Dent 2017;9:1439-45. Résumé et conclusion 154

138. Bhatvadekar N, Gharpure A. Technique de prélèvement palatin contrôlé (CPH) pour le prélèvement d'une greffe de tissu conjonctif sous-épithélial palatin. Compendium Contin Edu Dent 2018;39:25-30.

139. Wang C, Cheng Li C, Krrawczyk W, Kim D. Procédure de couverture radiculaire avec greffe conjonctive prélevée sur un coin distal : Un rapport de cas. Clin Adv Periodontics 2016;23:1-13.

140. Nelson SW. La greffe de tissu conjonctif sous-pédiculaire. Une procédure de reconstruction bilaminaire pour le recouvrement des surfaces radiculaires dénudées. J Periodontol 1987;58:95- 102.

141. Allen A. Use of a supraperiosteal envelope in soft tissue grafting for root coverage. I : Rationale and technique. Int J Periodontics Restorative Dent 1994;14 : 216-27.

142. Müller HP, Eger T, Schorb A. Gingival dimensions after root coverage with free connective tissue grafts. J Clin Periodontol 1998 ; 25 : 424-30.

143. Blanes RJ, Allen EP. La technique bilatérale du lambeau pédiculaire-tunnel : A new approach to cover connective tissue grafts. Int J Periodontics Restorative Dent 1999;19:471-9.

144. Tözüm TF, Dini FM. Traitement des récessions gingivales adjacentes avec des greffes de tissu conjonctif sous-épithélial et la technique du tunnel modifié. Quintessence Int 2003;34:7-13.

145. Zuhr O, Fickl S, Wachtel H, Bolz W, Hurzeler M. Recouvrement de récessions gingivales avec une technique modifiée de tunnel microchirurgical : Case report. Int J Periodontics Restorative Dent 2007;19:471-9.

146. Brasher WJ, Rees TD, Boyce WA. Complications des greffes libres de la muqueuse masticatoire. J Periodontol 1975;46:133-8.

147. Geoffrey CG. Wound healing : Normal et anormal. In : Charls HT éditeur. Grabb and Smith's Plastic Surgery, 6th Edn. Philadelphie : Lippincott Williams & Wilkins;2007.p. 15-22.

148. Donn B. L'autogreffe de tissu conjonctif libre : A clinical and histologic wound healing study in humans. J Periodontol 1978;49:253-60.

149. Perroto S, Romano F, Cresenti L, Gotti S, Ametti M. Vascularisation et innervation des greffons de tissu conjonctif dans le traitement des récessions gingivales : An immunohistochemical study. Int J Periodontics Restorative Dent 2017;37:551-8. Résumé et conclusion 155

150. Majzoub Z, Landi L, Grusovin MG, Cordioli G. Histologie d'une greffe de tissu conjonctif. A case report. J Periodontol 2001;72:1607-15.

151. Carnio J, Camargo PM, Kenney EB, Schenk RK. Évaluation histologique de 4 cas de couverture radiculaire après une greffe de tissu conjonctif combinée à une préparation dérivée de la matrice de l'émail. J Periodontol 2002;73:1534-43.

152. Jahnke PV, Sandifer JB, Gher ME, Gray JL, Richardson AC. Autogreffes épaisses de gencive libre et de tissu conjonctif pour la couverture radiculaire. J Periodontol 1993;64:315-22.

153. Bouchard P, Etienne D, Ouhayoun JP, Nilveus R. Subepithelial connective tissue grafts in the treatment of gingival recessions. Une étude comparative de 2 procédures. J Periodontol 1994;65:929-36.

154. Wennstrom JL, Zucchelli G. Augmentation des dimensions gingivales. Un facteur significatif pour le succès des procédures de recouvrement radiculaire ? A 2-year prospective clinical study. J Clin Periodontol 1996;23:770-7.

155. Ricci G, Silvestri M, Tinti C, Rasperini G. A clinical and statistical comparison between the subpedicle connective tissue graft method and the guided tissue regeneration technique in root coverage. Int J Periodontics Restorative Dent 1996;16:538-45.

156. Bouchard P, Nilveus R, Etienne D. Évaluation clinique du conditionnement à la tétracycline HCl dans le traitement des récessions gingivales. A comparative study. J Periodontol 1997;68:262-9.

157. Paolantonio M, di Murro C, Cattabriga A, Cattabriga M. Subpedicle connective tissue graft versus free gingival graft in the coverage of exposed root surfaces. A 5-year clinical study. J Clin Periodontol 1997;24:51-6.

158. Harris RJ. Une étude comparative de la couverture radiculaire obtenue avec la régénération tissulaire guidée utilisant une membrane bioabsorbable par rapport au tissu conjonctif avec greffe à double pédicule d'épaisseur partielle. J Periodontol 1997;68:779-90.

159. Trombelli L, Scabbia A, Tatakis DN, Calura G. Subpedicle connective tissue graft versus guided tissue regeneration with bioabsorbable membrane in the treatment of human gingival recession defects. J Periodontol 1998;69:1271-7.

160. Borghetti A, Glise JM, Monnet-Corti V, Dejou J. Étude clinique comparative d'une membrane bioabsorbable et d'une greffe de tissu conjonctif sous-épithélial dans le traitement de la récession gingivale humaine. J Periodontol 1999;70:123-30.

161. Rosetti EP, Marcantonio RA, Rossa Jr C, Chaves ES, Goissis G, Marcantonio Jr E.Treatment of gingival recession : Étude comparative entre le résumé sous-épithélial et la conclusion 156 greffe de tissu conjonctif et la régénération tissulaire guidée. J Periodontol 2000;71:1417-41.

162. Takakis DN, Trombelli L. Traitement de la récession gingivale : régénération tissulaire guidée avec membrane bioabsorbable versus greffe de tissu conjonctif. J Periodontol 2000;71:299-307.

163. Caffesse RG, De LaRosa M, Garza M, Munne-Travers A, Mondragon JC, Weltman R. Citric acid demineralization and subepithelial connective tissue grafts. J Periodontol 2000;71:568-72. 164. Cordioli G, Mortarino C, Chierico A, Grusovin MG, Majzoub Z. Comparison of 2 techniques of subepithelial connective tissue graft in the treatment of gingival recessions. J Periodontol 2001;72:1470-6.

165. Novaes AB Jr, Grisi DC, Molina GO, Sauza S, Taba M, Grisi M. Comparative 6 months clinical study of a subepithelial connective tissue graft and acellular dermal matrix graft for the treatment of gingival recession. J Periodontol 2001;72:1477-84.

166. Wang HL, Bunyaratavej P, Labadie M, Shyr Y, MacNeil RL. Comparaison de 2 techniques cliniques pour le traitement de la récession gingivale. J Periodontol 2001;72:1301-11.

167. Harris RJ. Couverture radiculaire avec des greffons de tissu conjonctif : évaluation des résultats à court et à long terme. J Periodontol 2002;73:1054-9.

168. McGuire MK, Nunn M. Evaluation of human recession defects treated with coronally advanced flaps and either enamel matrix derivative or connective tissue. Part 1 : Comparaison des paramètres cliniques. J Periodontol 2003;74:1110-25.

169. Nemcovsky CE, Artzi Z, Tal H, Kozlovsky A, Moses O. A multicenter comparative study of two root coverage procedures : coronally advanced flap with addition of enamel matrix proteins and subpedicle connective tissue graft. J Periodontol 2004;75:600-7.

170. Da Silva RC, Joly JC, de Lima AF, Tatakis DN. Couverture radiculaire à l'aide du lambeau à positionnement coronaire avec ou sans greffe de tissu conjonctif sous-épithélial. J Periodontol 2004;75:413-9.

171. McGuire MK, Scheyer ET. Matrice de collagène xénogénique avec lambeau coronalement avancé comparée au tissu conjonctif avec lambeau coronalement avancé pour le traitement des défauts de récession de type déhiscence. J Periodontol 2010;81:1108-17. Résumé et conclusion 157

172. Aroca S, Keglevich T, Nikolidakis D, Gera I, Nagy K, Azzi R, Etienne D. Traitement des récessions gingivales multiples de classe III : Un essai clinique randomisé. J Clin Periodontol 2010;37:88-97.

173. Babu HM, Gujjari SK, Prasad D, Sehgal PK, Srinivasan A. Évaluation comparative d'une membrane de collagène bioabsorbable et d'une greffe de tissu conjonctif dans le traitement de la récession gingivale localisée : Une étude clinique. J Indian Soc Periodontol 2011;15:353-8.

174. Cardaropoli D, Tamagnone L, Roffredo A, Gaveglio L. Treatment of gingival recession defects using coronally advanced flap with a porcine collagen matrix compared to coronally advanced flap with connective tissue graft : Un essai clinique contrôlé et randomisé. J Periodontol 2012;83:321-8.

175. Aroca S, Molnar B, Windisch P, Gera I, Salvi GE, Nikolidakis D. Treatment of multiple adjacent Miller Class I and II gingival recessions with a modified coronally advanced tunnel (MCAT) technique and a collagen matrix or palatal connective tissue graft : Un essai clinique contrôlé et randomisé. J Clin Periodontol 2013;40:713-20.

176. Bherwani C, Kulloli A, Kathariya R, Shetty S, Agrawal P, Gujar D et al. Technique de Zucchelli ou technique du tunnel avec greffe de tissu conjonctif sous-épithélial pour le traitement des récessions gingivales multiples. J Int Acad Periodontol 2014;16:34- 42.

177. Jindal U, Pandit N, Bali D, Malik R, Gugnani S. Évaluation comparative de la couverture de la récession avec une greffe de tissu conjonctif sous-épithélial par des approches macrochirurgicales et microchirurgicales : Une étude randomisée en bouche partagée. J Indian Soc Periodontol 2015;19:203-7.

178. Azaripour A, Kissinger M, Siro V, Farina L, Cornelis JF, Noorden V et al. Couverture radiculaire avec greffe de tissu conjonctif associée à la technique du lambeau ou du tunnel coronaire. Un essai clinique monocentrique randomisé en double aveugle. J Clin Periodontol 2016;43:1142-50.

179. Thalmair T, Fickl S, Wachtel H. Coverage of multiple mandibular gingival recessions using tunnel technique with connective tissue graft : Une série de cas prospective. Int J Periodontics Restorative Dent 2016;36:859-67.

180. Nart J, Valles C. Greffe de tissu conjonctif sous-épithélial en combinaison avec une technique de tunnel pour le traitement des récessions gingivales de classe II et III de Miller dans les incisives mandibulaires Résumé et conclusion 158 : Résultats cliniques et esthétiques. Int J Periodontics Restorative Dent 2016;36:591-8.

181. Santamaria MP, Neves F, Silveira CA, Mathias I, Dias S, Jardini M. Greffe de tissu conjonctif et tunnel ou lambeau trapézoïdal pour le traitement des récessions gingivales maxillaires simples : Un essai clinique randomisé. J Clin Periodontol 2017;44:540-7.

182. Mariotti A. Efficacité des modificateurs chimiques de surface radiculaire dans le traitement des maladies parodontales. Ann Periodontol 2003;8:205-22

179

SOMMAIRE

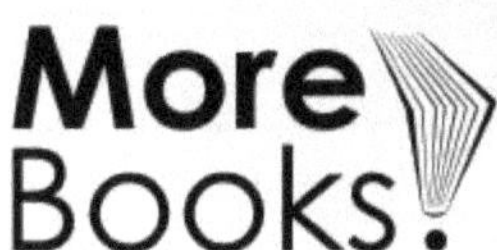

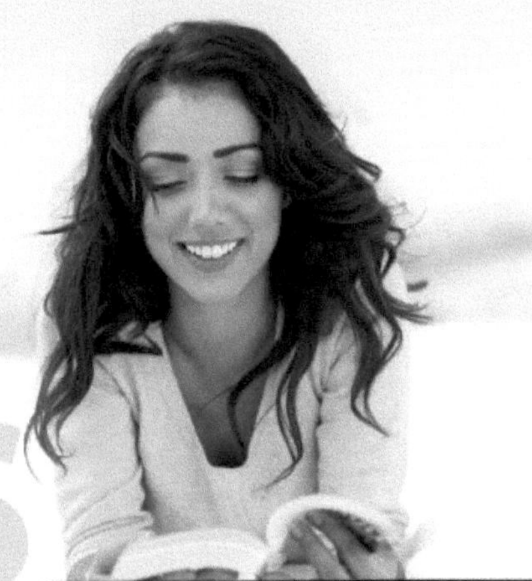

Buy your books fast and straightforward online - at one of world's fastest growing online book stores! Environmentally sound due to Print-on-Demand technologies.

Buy your books online at
www.morebooks.shop

Achetez vos livres en ligne, vite et bien, sur l'une des librairies en ligne les plus performantes au monde!
En protégeant nos ressources et notre environnement grâce à l'impression à la demande.

La librairie en ligne pour acheter plus vite
www.morebooks.shop

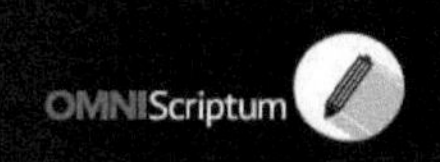

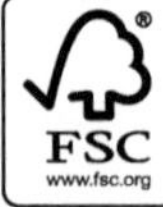

Printed by Books on Demand GmbH, Norderstedt / Germany